Susanne Oswald

Heilen *mit* Quark, Joghurt & Co.

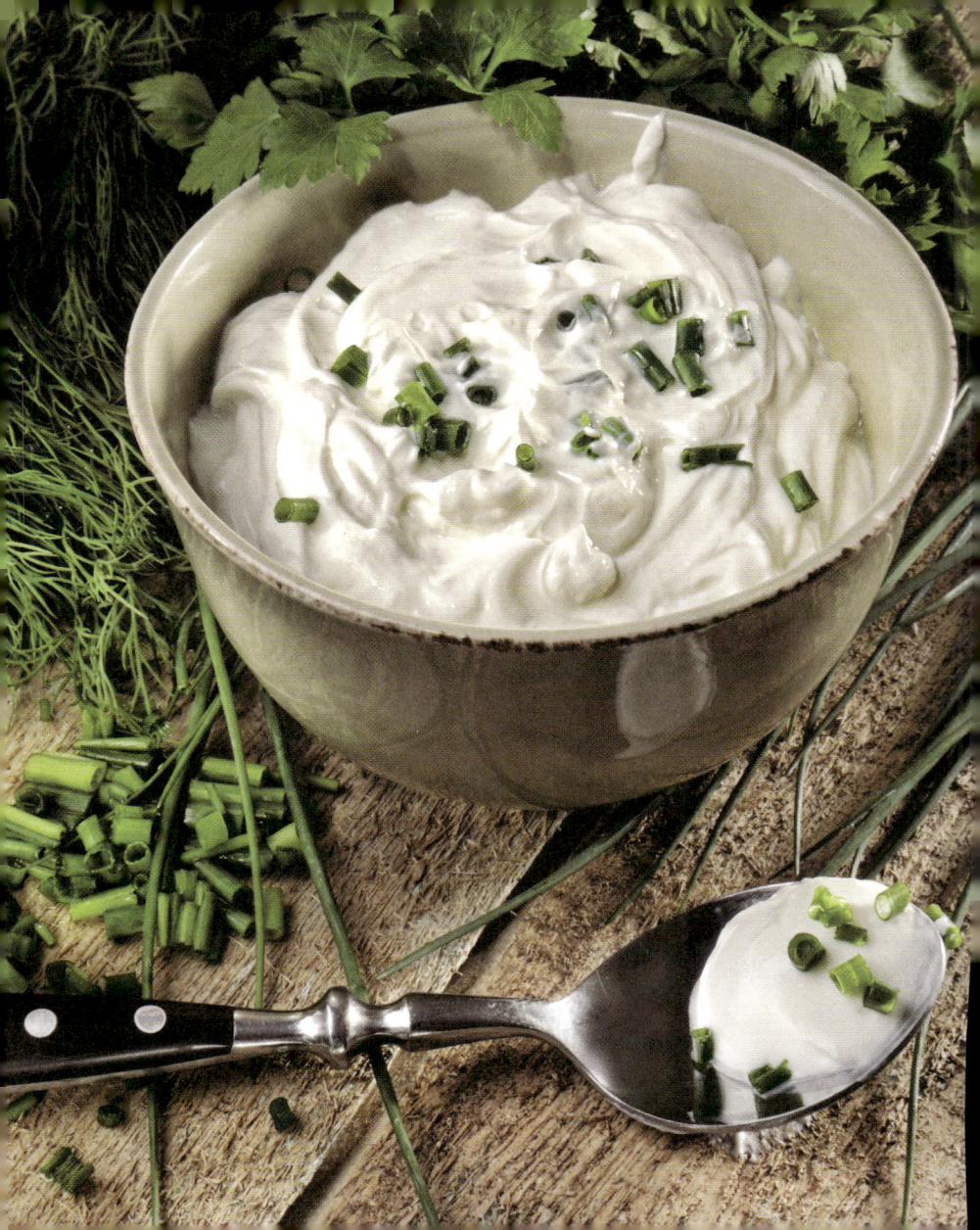

Susanne Oswald

Heilen
mit Quark,
Joghurt & Co.

- Entzündungshemmend
- Schmerzstillend
- Durchblutungsfördernd

Die Ratschläge in diesem Buch sind von Autorin und Verlag sorgfältig geprüft, dennoch kann keine Garantie übernommen werden. Jegliche Haftung der Autorin bzw. des Verlages und seiner Beauftragten für Gesundheitsschäden sowie Personen-, Sach- und Vermögensschäden ist ausgeschlossen.

MIX
Papier aus verantwor-
tungsvollen Quellen
FSC® C084279

Besuchen Sie uns im Internet unter:
www.herbig-verlag.de

Ungekürzte Lizenzausgabe
der RM Buch und Medien Vertrieb GmbH
und der angeschlossenen Buchgemeinschaften
© 2012 by F. A. Herbig Verlagsbuchhandlung GmbH, München
Alle Rechte vorbehalten
Umschlaggestaltung: Roland Huwendiek
Coverfoto: Thinkstock
Lektorat und Bildredaktion: Gabriele Berding
Satz: Birgit Veits
Gesetzt aus der 9,5/13,5 Utopia
Druck und Binden: Finidr s.r.o.
Printed in the EU
Buch-Nr.: 126131

Inhalt

Vorwort   9

Das Ausgangsprodukt: die Milch   11
Quark – kleine Warenkunde   12
Joghurt – kleine Warenkunde   13
Andere Milchprodukte   14

Wissenswertes und Geschichtliches   17

Quark, Joghurt, Molke: die Inhaltsstoffe und ihre Wirkungen   19

Vorsicht: Laktoseintoleranz   26

Heilrezepte und Anwendungen   28
Bäder und Fußbäder   29
Quark-Bad   29
Quark-Bad mit Schüßler-Salzen   30
Honig-Quark-Bad   30
Quark-Orange-Honig-Bad   31
Buttermilch-Bad   31
Joghurt-Bad   33
Molke-Bad   34
Fußbad mit Quark   35
Fußbad mit Quark und Rosmarinöl   35
Fußbad mit Quark und Lavendelöl   36
Massagen   37
Massage mit Quark-Öl   37

Klopfmassage mit Quark   38
Wickel und Einlagen   40
Quarkumschlag/Quarkwickel   40
Quarkeinlage   41
Gesichtsmasken und Peeling   42
Quarkmaske   44
Quark-Honig-Maske   44
Quark-Gurken-Maske   45
Peeling   45
Haarpflege   46
Quarkpackung für die Haare   46
Kuren   46
Quarkkur   47
Molkekur   47

Krankheiten und Symptome, die sich mit Quark, Joghurt und Co. positiv beeinflussen oder heilen lassen   49

Akne vulgaris   49
Angina   50
Arthritis   51
Blähungen   53
Blasenentzündung   54
Bluterguss   56
Brustentzündung   56
Bronchitis   57
Cholesterinwert, hoher   58
Depressive Verstimmung   59
Durchfall   61
Entgiftung/Entschlackung   63

Erkältung	64
Erysipel (Wundrose)	66
Falten	67
Fieber	68
Füße, trockene, schrundige	69
Füße, kalte	70
Gicht	72
Halsschmerzen	74
Hallux valgus	75
Hände, raue, gereizte	76
Hautreizungen	76
Heiserkeit	77
Husten	79
Immunsystem, schwaches	81
Insektenstich	82
Konzentrationsstörungen	83
Kopfschmerzen	85
Magenreizung	86
Magenschleimhautentzündung	87
Migräne	88
Müdigkeit	91
Muskelkater	92
Nebenhöhlenentzündung	93
Nervenschmerzen	95
Neurodermitis	97
Ödeme	98
Ohrenschmerzen	99
Pilzerkrankungen	100
Rheuma	101

Scheidenentzündung   103
Sodbrennen   104
Sonnenbrand   106
Übersäuerung   107
Verbrennung   108
Verdauungsprobleme   109
Verspannungen   111
Verstauchungen   112

Extrateil Rezepte   113

Verzeichnis   114
Einführung   117
Vorspeisen   118
Hauptgerichte   131
Aufstriche, Dips und Dressings   154
Süßspeisen, Desserts und Kuchen   158
Milchprodukte selber herstellen   171

Anhang   174

Die Autorin   174
Bildquellen   174

Vorwort

Liebe Leserin, lieber Leser,

erinnern Sie sich noch an den Werbespruch »Die Milch macht's« und die Aufforderung, jeden Tag ein Glas Milch zu trinken? Prägnant und absolut richtig. Vor allem Milchprodukte und Milchnebenprodukte sind die Glücksbringer für unsere Gesundheit. Sowohl innerlich als auch äußerlich können wir uns mit Quark, Joghurt und Co. täglich etwas Gutes tun und aktive Gesundheitsvorsorge betreiben.

Dabei sind der Fantasie kaum Grenzen gesetzt. Es gibt nahezu unzählige Rezepte von feinsten Vorspeisen über Gute-Laune-Hauptgerichte bis hin zu raffinierten Dessertvariationen. Milch und Milchprodukte bereichern den Speiseplan und auch Milchnebenprodukte wie Molke und Buttermilch sind bekannt und beliebt.

Aber nicht nur kulinarisch haben Quark, Joghurt und Co. einiges zu bieten, auch bei Heilanwendungen sind die Möglichkeiten groß.

In der Naturheilkunde haben Milch und ihre Produkte schon lange einen wichtigen Stellenwert. Quark spielt hierbei eine besonders wichtige Rolle, denn er gilt als natürliches Antibiotikum. Seine entzündungshemmende Wirkung entfaltet er sowohl bei innerlicher als auch bei äußerlicher Anwendung.

Bereits unsere Vorfahren kannten viele Heilanwendungen, dieses Wissen ist ein fester Bestandteil der Volksmedizin und wurde als Erfahrungsmedizin überliefert. Heute kann man vieles – wenn auch lange noch nicht alles – messen und belegen. So können sich über die wissenschaftliche Auswertung die Milch und ihre Produkte ihre Berechtigung auch in der modernen Medizin erhalten. Ein wunderbares Beispiel hierfür sind Geburtskliniken, die immer öfter den Wöchnerinnen Quarkeinlagen zur Verfügung stellen und damit eine schnelle Genesung fördern.

Die Anwendungsarten von Quark, Joghurt und Co. sind breit gefächert – von Masken, Wickeln über Bäder bis hin zu Kuren. Schon Kleopatra soll ja das tägliche Bad in Eselsmilch geliebt haben.

Lassen Sie sich überraschen, wie vielfältig Milchprodukte eingesetzt werden können, und tun Sie sich auf angenehme Art und Weise damit etwas Gutes.

Ich wünsche Ihnen Genuss und eine Steigerung Ihres Wohlbefindens!

Ihre

Susanne Oswald

Das Ausgangsprodukt: die Milch

Um ein Milch- oder ein Milchnebenprodukt zu erhalten, bedarf es immer zuerst der Hauptzutat, der Milch.

Doch Milch ist bei Weitem nicht gleich Milch!

Hier werden die Weichen gestellt für die Qualität des Endprodukts, denn bereits bei der Milch gibt es große Unterschiede in der Qualität, die unter anderem sehr durch die Fütterung der Milchkühe beeinflusst wird.

Milch enthält hochwertiges Eiweiß, Fett, Kohlenhydrate – überwiegend in Form von Milchzucker – und viele Mineralien, insbesondere Calcium. Silomilch hat oft einen höheren Gehalt an Buttermilchsäure, Produkte aus dieser Milch sind von eher minderer Qualität.

Welches Milch- oder Milchnebenprodukt am Ende entsteht, hängt davon ab, was man der Milch zusetzt.

- Durch den Zusatz von thermophilen Bakterienkulturen erhält man Joghurt.
- Nimmt man Bakterien und eine Pilzkultur, entsteht Kefir.
- Durch den Zusatz von mesophilen Bakterienkulturen ergibt sich Dickmilch.
- Wenn man mesophile Bakterienkulturen plus Enzym zusetzt, kommt am Ende Quark oder weiterbearbeitet Käse heraus.

Da Milch aus Fett und Wasser besteht, handelt es sich um eine Emulsion. Möglich wird diese Verbindung durch das in der Milch enthaltene Lecithin, einem natürlichen Emulgator. Da das Lecithin aber nicht für eine vollständige und stabile Emulsion sorgt, kommt es bei der frisch gemolkenen Milch zum Absetzen des Fettes, das dann auf der Oberfläche schwimmt. Das ist die Sahne oder der Rahm.

Um dieses Absetzen zu verhindern, wird die Milch heute homogenisiert. Dabei werden die Fetttropfen stark verkleinert und stabil in der Milch verteilt.

Vollmilch hat einen Fettgehalt von 3,5%, fettarme Milch enthält nur 1,5% Fett.

Quark – kleine Warenkunde

Was genau ist eigentlich Quark? Auf den Punkt gebracht: Quark ist ein Frischkäse aus entmolkter und gesäuerter Milch.

Traditionell werden frischer pasteurisierter Milch bei 26 bis 30 °C mesophile Milchsäurebakterien und Lab zugesetzt. Dadurch kommt es zur Fermentation, die Milch trennt sich in feste und flüssige Bestandteile. Nun wird der flüssige Anteil – die Molke – durch Abtropfen oder in der industriellen Herstellung durch technische Verfahren wie Zentrifugieren getrennt.

Der Käsebruch wird im Anschluss durch feine Siebe passiert und je nach gewünschtem Fettanteil mit Sahne versetzt.

In Deutschland gibt es Quark mit 10, 20 und 40% Fett in der Trockenmasse.

Wichtig bei der Herstellung von Quark ist die Wahl der Säuerungskultur, denn diese beeinflusst Konsistenz und Geschmack erheblich.

Ricotta
Dieser dem Quark sehr ähnlich aussehende Frischkäse wird aus den Eiweißen der Molke hergestellt, ist also ein völlig anderes Produkt.

Joghurt – kleine Warenkunde

Um Joghurt zu gewinnen, werden der Milch Milchsäurebakterien zugesetzt. Diese mögen es warm, weshalb sie auch als thermophile Kulturen bezeichnet werden. Bei 36 bis 42 °C wandeln die Bakterien innerhalb von 6 bis 14 Stunden den Milchzucker in Milchsäure um, der entstandene Joghurt schmeckt leicht säuerlich. Diesen Prozess nennt man Fermentation.

Neben der Milchsäure entstehen dabei noch andere Gärprodukte der Bakterien, die dem Joghurt das typische Aroma verleihen.

Die lebensmittelrechtliche Bezeichnung »Joghurt« darf nur verwendet werden, wenn das Produkt entweder *Lactobazillus bulgaris* oder *Streptococcus thermophiles* beinhaltet.

Nach heutigem Wissensstand sind aber andere Kulturen, zum Beispiel probiotische, oft gesünder. Die damit hergestellten Produkte dürfen aber, auch wenn sie im weiteren Sinne natürlich Joghurt sind, nicht so bezeichnet werden. Deshalb haben sich die Hersteller den Namen »Joghurt mild« einfallen lassen.

Dieser Joghurt kann mild schmecken, muss es aber nicht, denn bei der Bezeichnung geht es in erster Linie nicht um den milderen Geschmack, sondern um die Einhaltung lebensmittelrechtlicher Bestimmungen.

Andere Milchprodukte

Dickmilch

Dickmilch ist im Vergleich zu Joghurt flüssiger. Es sind andere Kulturen für die Entstehung verantwortlich, sogenannte mesophile Keime. Im Unterschied zu den Joghurtkulturen benötigen sie keine Wärme für ihre Arbeit. Sie fühlen sich bei 28 °C bis 30 °C wohl und sind aktiv.

Früher entstand Dickmilch oder auch Sauermilch ganz einfach von alleine. Die von Haus aus in der Milch vorhandenen Säuerungskulturen haben dafür gesorgt, dass die Milch sauer wurde, Dickmilch entstand.

Heute wird unsere Milch behandelt, bevor sie in den Verkehr gebracht werden darf. Keime werden abgetötet, dem fallen auch die natürlich vorhandenen Säuerungskulturen zum Opfer. Aber es ist ein im Verhältnis geringer Preis, denn früher kamen Erkrankungen aufgrund schlechter Keime in Milch recht häufig vor, heute gar nicht mehr.

Um Dickmilch zu erzeugen, kann man die Säuerungskulturen der Milch wieder zusetzen.

Wenn man der entstandenen Dickmilch dann noch Lab beimengt, erhält man Quark.

Unter all den köstlichen Milchprodukten interessieren uns hier für Heilzwecke Quark und Joghurt am meisten.

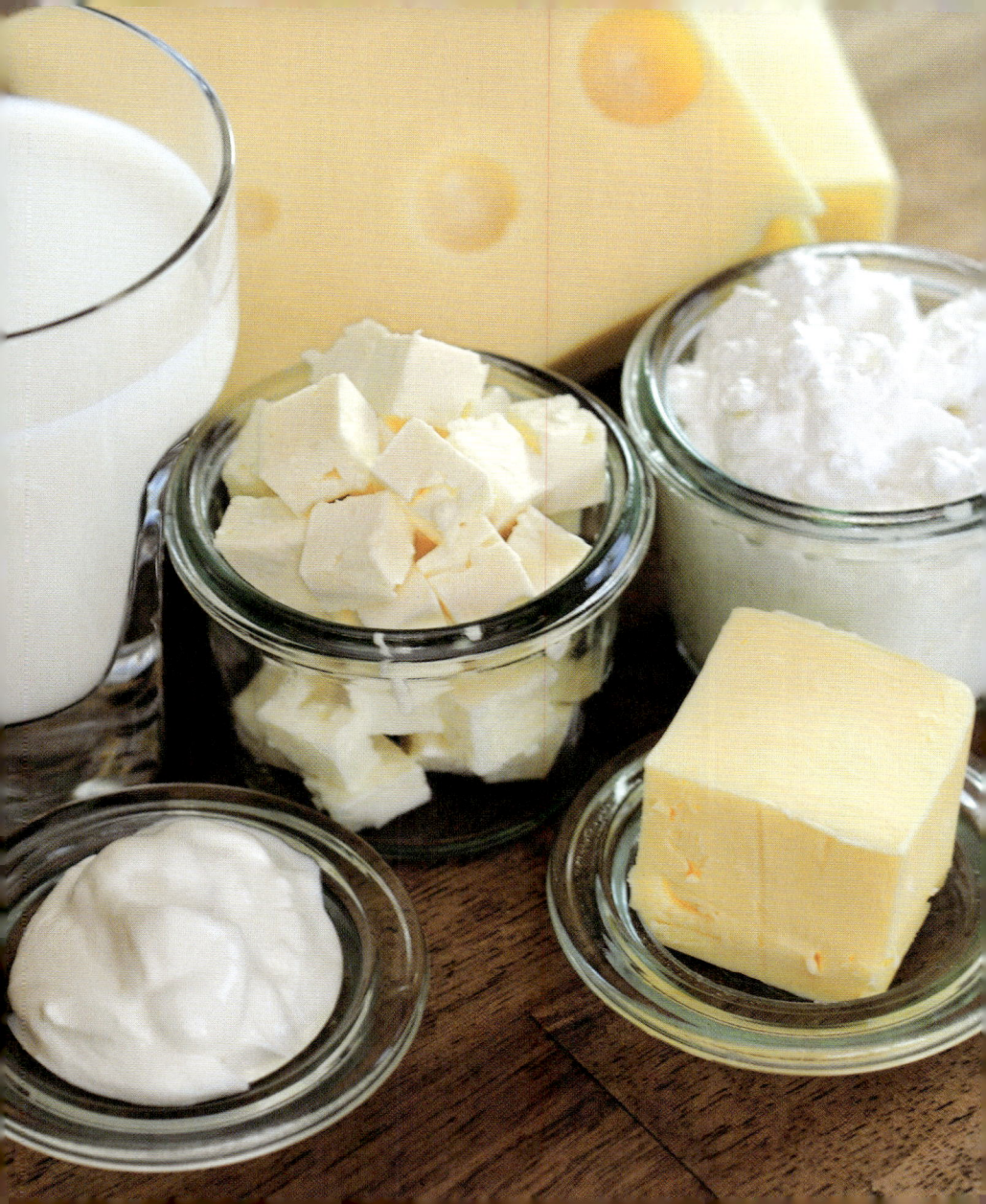

Molke

Molke entsteht als Nebenprodukt bei der Quark-, Käse- oder Hütten-käse-Herstellung. Es ist die Flüssigkeit, die übrig bleibt, wenn man die festen Bestandteile abgetrennt hat.

Kefir

Kefir stellt man durch Beimischung von Säurekulturen und Pilzkulturen her. Dabei werden sowohl mesophile Kulturen als auch thermophile Kulturen verwendet.

Wissenswertes und Geschichtliches

Seit der Mensch Milchwirtschaft betreibt, also etwa seit 5.000 Jahren, ist auch Quark bekannt. Anfangs entstand er versehentlich durch sauer gewordene Milch. Sehr schnell aber setzten unsere Vorfahren diesen Prozess gezielt ein, um Quark zu gewinnen. Funde von Tongefäßen und geflochtenen Körben weisen auf die Quarkherstellung in früher Zeit hin.

Zunächst eroberten Quark, Joghurt und Co. die Küchen und erst im Laufe der Jahre entdeckten die Menschen mithilfe von Experimenten die gesundheitliche Wirkung. Lange Zeit wurde z. B. Butter als Salbe verwendet.

In vielen Kulturen galt Quark als Symbol für Unsterblichkeit und Fruchtbarkeit.
In Indien glaubte man sogar, dass die Welt im Ursprung ein Milchmeer war.
In der Bibel findet der Joghurt Erwähnung: Abraham soll ihm sein hohes Alter bei voller Manneskraft verdankt haben.

Lange bevor bei uns Sauermilchprodukte bekannt wurden, nutzte man sie bereits an anderen Orten wie dem Balkan und Kleinasien. So kommt es, dass Joghurt aus dem Wort »Jaourthi« abgeleitet wurde.
Die Bezeichnung Quark kommt vermutlich aus dem mitteldeutschen »twarc« oder »zwarc«. Für den Quark gibt es viele Namen. So wird er in Süddeutschland auch Bibbeleskäs genannt, Klatschkäse im Rheinland,

Sibbkäs in Hessen, Luckeleskäs in Württemberg, Glumse in Ostpreußen, Matz in Mitteldeutschland, Topfen in Österreich und Bayern, Weißkäse in Berlin, Zieger im Allgäu – nicht zu verwechseln mit dem Schweizer Ziger, der ein Molkekäse ist.

Umgangssprachlich wird Quark oft synonym für Unsinn, Quatsch verwendet. Auch Dichter wie Goethe haben sich mehr oder weniger ernsthaft mit dem Quark beschäftigt. In seinem »West-östlicher Divan: Buch der Sprüche« schreibt er:

> *»Getretner Quark*
> *Wird breit, nicht stark.*
> *Schlägst Du ihn aber mit*
> *Gewalt*
> *In feste Form, er nimmt*
> *Gestalt.*
> *Dergleichen Steine wirst du kennen,*
> *Europäer Pisé sie nennen.«*

Quark, Joghurt, Molke: die Inhaltsstoffe und ihre Wirkungen

Quark, Joghurt und Molke haben eine Vielzahl wichtiger und gesundheitsfördernder Inhaltsstoffe.

Hierzu gehören:

- Milchzucker
- Milchsäure
- Mineralien, besonders Calcium
- Spurenelemente
- Eiweiß
- essenzielle Aminosäuren
- Vitamine A, E und D (fettlöslich)
- Vitamin B und C (wasserlöslich)
- Milchfett

Es ist die Kombination der wertvollen Inhaltsstoffe, die diese Milchprodukte zu wahren Gesundheits- und Schönheitskünstlern werden lässt.

Die Wirkung der Inhaltsstoffe

Vitamin A

- unterstützt das Immunsystem,
- fördert die Wundheilung,
- stärkt die Blasenfunktion,

- kräftigt die Augen,
- ist am Knochenwachstum beteiligt.

Vitamin B

Die Gruppe der B-Vitamine gehört wie das Vitamin C zu den wasserlöslichen Vitaminen. B-Vitamine

- stärken die Nerven,
- sind am Muskelaufbau beteiligt,
- unterstützen die Verdauung,
- sind beteiligt an der Wundheilung,
- sind leberkräftigend,
- sind stoffwechselstärkend,
- fördern den Fettabbau,
- regen die Hirntätigkeit an,
- beeinflussen die Stimmung positiv.

Vitamin C

- ist wichtig für das Immunsystem,
- stärkt das Bindegewebe,
- festigt das Zahnfleisch,
- fördert die Konzentration,
- ist beteiligt an der Wundheilung,
- ist wichtig für den Erhalt und Aufbau von Haut, Knochen und Zähnen.

Vitamin E

- sorgt für gesundes Blut,
- ist wichtig für die Blutgerinnung,
- stärkt die Augen,
- beugt Entzündungen und Arteriosklerose vor,
- verlangsamt den Alterungsprozess,
- ist ein natürliches Konservierungsmittel.

Mineralstoffe

Mineralstoffe und Spurenelemente haben wichtige Funktionen in unserem Stoffwechsel. Zu den Mineralstoffen gehören Natrium, Kalium, Calcium, Magnesium, Phosphor, Chlor.

Natrium

- reguliert den Wasserhaushalt des Körpers,
- ist wichtig für den Säure-Basen-Ausgleich,
- ist an der Blutbildung beteiligt.

Kalium

- ist wichtig für die Energiegewinnung,
- reguliert den Wasserhaushalt des Körpers,
- ist beteiligt am Proteinstoffwechsel,
- reguliert das Herz-Kreislauf-System.

Calcium

- ist unentbehrlich für Zähne und Knochen,

- reguliert das Herz-Kreislauf-System,
- unterstützt die Blutgerinnung,
- fördert die Impulsübertragung bei Muskeln und Nerven.

Magnesium
- ist wichtig für Zähne und Knochen,
- ist beteiligt an der Muskelfunktion,
- fördert die Energiegewinnung,
- stärkt die Nervenkraft.

Phosphor
- unterstützt die Blutgerinnung,
- ist beteiligt am Energiestoffwechsel,
- reguliert den Säure-Basen-Haushalt.

Chlor
- ist wichtig für die Bildung der Magensäure,
- stärkt den Nährstofftransport zwischen den Zellen,
- reguliert den Wasserhaushalt.

Spurenelemente
Sie gehören zu den Mineralstoffen, sind jedoch im Körper nur in minimalen Mengen, in »Spuren«, vorhanden.
Die im Quark enthaltenen Spurenelemente wie zum Beispiel Eisen, Fluor, Jod und Zink sind für den Körper essenziell und müssen über die Nahrung aufgenommen werden.

Eiweiße

Eiweiße gehören zu den Grundbausteinen aller Zellen. Sie sind lebensnotwendig für den Organismus. Essenzielle Aminosäuren müssen über die Nahrung aufgenommen werden, der Körper kann sie nicht selbst herstellen.

Die wichtigsten Inhaltsstoffe im Überblick

	Quark 40% Fett 100 g	Joghurt 3,5% Fett 100 g	Molke 100 ml
Eiweiß	11,1 g	3,8 g	0,82 g
Fett	11,4 g	3,5 g	0,239 g
Kohlenhydrate	2,6 g	4,3 g	4,7 g
Natrium	34 mg	48 mg	45 mg
Kalium	82 mg	157 mg	129 mg
Calcium	95 mg	120 mg	68 mg
Magnesium	10 mg	12 mg	1 mg
Phosphor	187 mg	92 mg	43 mg
Eisen	0,34 mg	0,05 mg	0,1 mg
Vitamin A	0,09 mg	0,03 mg	0,003 mg
Vitamin B1	0,033 mg	0,04 mg	0,037 mg
Vitamin B2	0,24 mg	0,18 mg	0,15 mg
Vitamin B6	0,08 mg	0,05 mg	0,042 mg
Vitamin C	0,5 mg	1 mg	0,89 mg
Vitamin D	0,19 µg	0,06 µg	–
Vitamin E	0,27 mg	0,09 mg	0,001 mg
Folsäure	28 µg	–	–
Cholesterin	30 mg	10 mg	1 mg
Tryptophan	140 mg	45 mg	15 mg

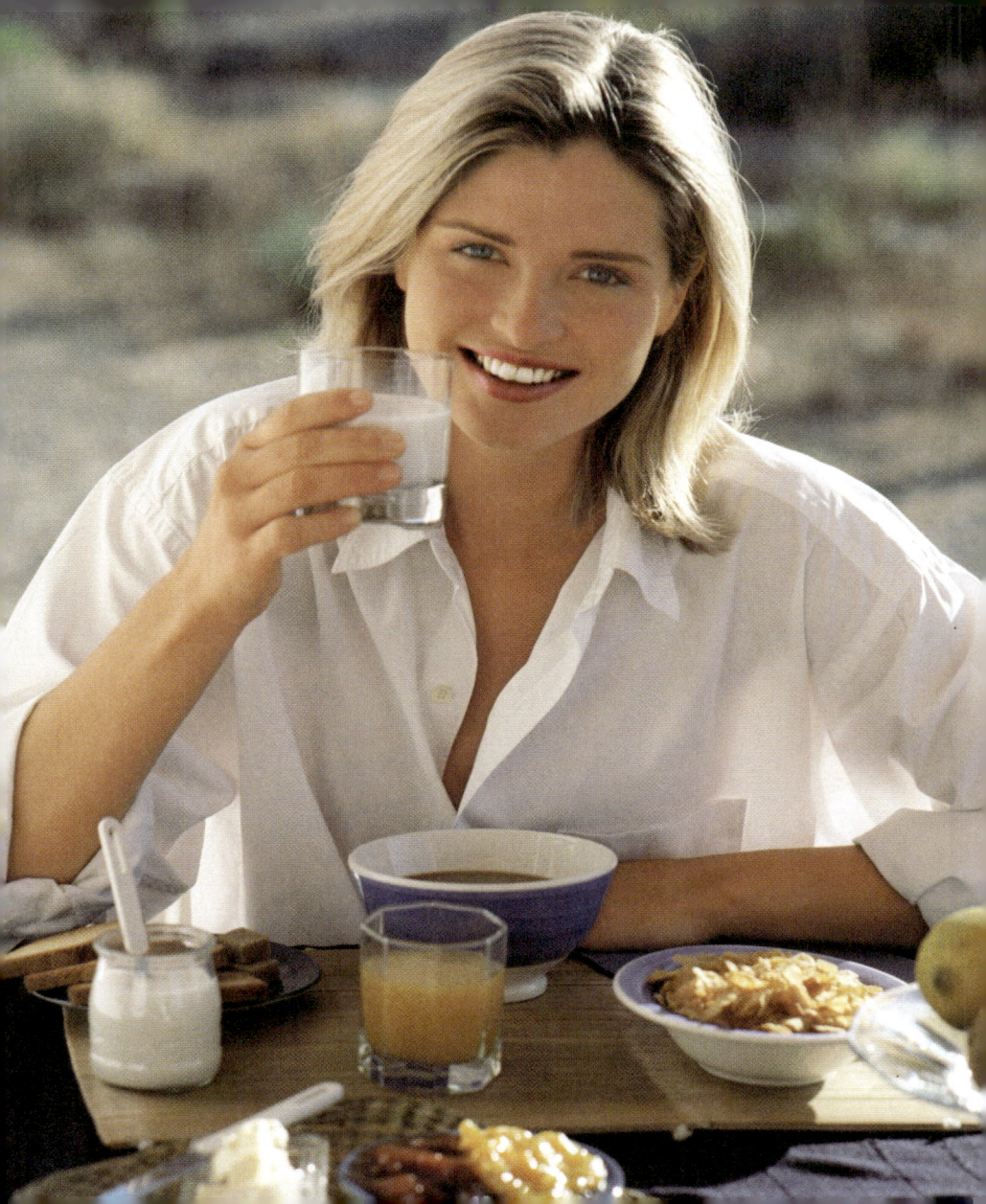

Die Wirkung von Quark, Joghurt und Co.

Allen Sauermilchprodukten ist gemeinsam, dass sie die Darmflora stärken. Auch in weiteren Wirkungen sind sie sich durchaus ähnlich.

Quark wirkt durchblutungsfördernd, hautregenerierend, hautpflegend, kühlend, adstringierend (zusammenziehend), schmerzstillend und entzündungshemmend.

Joghurt wirkt hautpflegend, schmerzstillend, Juckreiz stillend, feuchtigkeitsspendend und hautregenerierend.

Molke wirkt hautreinigend, hautstärkend, durchblutungsfördernd und hauterfrischend.

Vorsicht: Laktoseintoleranz

Es gibt Menschen, denen das für die Verdauung von Milchzucker (Laktose) notwendige Enzym Laktase fehlt. Bei manchen ist das Enzym zwar vorhanden, aber nicht in ausreichender Menge oder es ist nicht voll funktionsfähig. Bei der Laktoseunverträglichkeit ist es egal, ob es sich um Kuhmilch, Ziegenmilch oder Schafmilch handelt. Es kommt auf den Milchzuckergehalt an. Lediglich bei der Muttermilch kommt es normalerweise nicht zu Problemen.

Personen mit Laktoseintoleranz müssen jedoch nicht auf alle Milchprodukte verzichten. Bei Joghurt gibt es sehr unterschiedliche Qualitäten, je nach Herstellungsart. Im Idealfall wurde der Milchzucker bereits komplett in Milchsäure umgewandelt. Ein Hinweis darauf ist bei Naturjoghurt die Angabe: Kohlenhydrat 0,0 g. Hier dürfen Sie bedenkenlos zugreifen.

Neben Joghurt gibt es inzwischen eine Vielzahl an laktosereduzierten Milchprodukten auf dem Markt. Als Ersatzprodukt können Sie auch auf Sojamilch ausweichen. Diese enthält keinen Milchzucker, kann aber auch zu Joghurt, Quark und Käse verarbeitet werden. Molke hat sehr viel Laktose, deshalb lieber Finger weg! Bei Käse gilt oft, dass er umso verträglicher ist, je länger er gereift ist.

Ganz wichtig bei Laktoseintoleranz ist die Beachtung der Zutatenliste bei allen Lebensmitteln, denn Laktose wird oft auch da zugesetzt, wo man nicht damit rechnet. Denn Milchzucker bräunt, außerdem lässt sich durch die Zugabe von Milchzucker das spezifische Gewicht eines Lebensmittels mit geringem wirtschaftlichen Aufwand erhöhen.

So kann man Laktose zum Beispiel oft in Bratwürsten, Brot, Fertigge-richten, Wurstwaren, mariniertem Fleisch, Teigen, Süßigkeiten und Eis finden.
Laktosefreie Lebensmittel sind häufig speziell ausgezeichnet.

Folgen des Laktasemangels
Milchzucker kann nicht aufgeschlossen werden und landet unverdaut im Dickdarm. Dadurch kann es zu Blähungen, Bauchschmerzen bis hin zu Krämpfen und spontanem Durchfall kommen.
Auch weniger spezifische Symptome wie allgemeines Unwohlsein, chro-nische Müdigkeit, depressive Verstimmungen, Kopf- und Gliederschmer-zen und vieles mehr können ihre Ursache in einem Laktasemangel haben.

Heilrezepte und Anwendungen

Sauermilchprodukte sind als Heilmittel schon lange bekannt und beliebt. Nur Menschen mit Laktoseintoleranz müssen bei der inneren Anwendung zurückhaltend sein, ansonsten gibt es so gut wie keine Nebenwirkungen.
Weitverbreitet ist das Wissen um Quark als Wickel – davon hat fast jeder schon mal gehört. Wie vielseitig Quark, Joghurt und Co. aber wirklich sind, das wird oft unterschätzt.

Sowohl bei der äußeren als auch bei der inneren Anwendung ist der Fettgehalt des jeweiligen Produkts nicht relevant. Hierbei können Sie sich ganz nach Ihren persönlichen Vorlieben entscheiden.

Bei der äußeren Anwendung gilt, egal welche Sie wählen: Wenn Sie Ihrer Seele und Ihrem Körper dabei ganz bewusst eine Auszeit gönnen, wird die Wirkung noch deutlich verstärkt. Machen Sie ein Erholungsritual daraus.
Je angenehmer die Atmosphäre ist, desto leichter wird es Ihnen fallen, sich zu entspannen. Wirksame Hilfsmittel hierfür sind zum Beispiel Kerzen oder gedämpftes Licht, entspannende Musik und eine angenehm warme Raumtemperatur. Sorgen Sie für sich, es tut Ihnen gut. Gehen Sie mit Ihrer Fantasie auf Reisen, lassen Sie den Alltag los und machen Sie aus Ihrer Anwendung einen Kurzurlaub.

Bäder und Fußbäder

Durchführung der Bäder:
Wählen Sie die Temperatur des Badewassers nicht zu heiß, es sollten zwischen 35–38 °C sein. Eine Badezeit von 20 bis 30 Minuten ist ideal. Aber auch eine längere Verweildauer ist bei Bädern mit Milchprodukten nicht schädlich.

Duschen Sie sich im Anschluss an das Bad gründlich lauwarm ab und wickeln Sie sich warm ein.

Während einer Nachruhe von mindestens einer halben Stunde kann sich die heilende Wirkung voll entfalten und Ihr Körper seine Selbstheilungskräfte aktivieren. Gönnen Sie sich diese Zeit!

Quark-Bad

Das Quarkbad ist ein effektives therapeutisches Mittel, das gleichzeitig wohltuend für Körper und Seele ist. Quark pflegt die Haut und fördert den Stoffwechsel. Genießen Sie diese Therapie und lernen Sie ein Bad kennen, das viel mehr bewirkt als nur eine körperliche Reinigung.

Zubereitung:
Nehmen Sie 500 g Quark und rühren Sie ihn in etwa 1 l heißes Wasser ein, sodass er sich gut auflöst. Dieses Quarkwasser geben Sie nun zu Ihrem vorbereiteten Badewasser hinzu.

Quarkbad mit Schüßler-Salzen

Das pure Quarkbad lässt sich wunderbar mit anderen therapeutischen Badezusätzen kombinieren. Sehr empfehlenswert ist die zusätzliche Anreicherung des Badewassers mit Schüßler-Salzen. Auf diese Weise können Sie die gewünschte Wirkung verstärken.

Hinweise für die passende Auswahl des Schüßler-Salzes finden Sie bei den entsprechenden Krankheiten und Symptomen.

Pro Bad sollten etwa 30 Schüßler-Salz-Tabletten beigemengt werden. Je nach Anwendungsgrund wird entweder nur ein Mittel ausgewählt oder die Tablettenmenge auf mehrere verschiedene Salze aufgeteilt.

Zubereitung:
Geben Sie das Schüßler-Salz in eine Tasse oder einen Mörser mit etwas heißem Wasser. Nun zerstoßen und verrühren Sie die Tabletten, bis sie sich vollständig aufgelöst haben.
Nehmen Sie 500 g Quark und rühren Sie ihn in etwa 1 l heißes Wasser ein, sodass er sich gut auflöst. Sowohl den Schüßler-Salz-Brei als auch das Quarkwasser geben Sie nun zu Ihrem Badewasser hinzu.

Durchführung: siehe S. 29

Honig-Quark-Bad

Eine weitere sehr wirkungsvolle und wohltuende Kombination ist Quark mit Honig.

Zubereitung:
Rühren Sie 1 EL Honig in etwa 1 l heißes Wasser ein. In dieses Honigwasser geben Sie nun 500 g Quark und rühren ihn so lange, bis er sich gut im Wasser aufgelöst hat. Dieses Honig-Quark-Wasser geben Sie nun zu Ihrem Badewasser hinzu.

Durchführung: siehe S. 29

Quark-Orange-Honig-Bad

Die Natur hält einen reichen Schatz an wirksamen Mitteln parat, Sie müssen sich nur bedienen. So ist auch die Kombination mit Orangensaft eine wohlriechende und wohltuende Mischung.

Zubereitung:
Rühren Sie 1 EL Honig in etwa 1 l heißes Wasser ein. In dieses Honigwasser geben Sie nun 500 g Quark und rühren so lange, bis der Quark sich gut aufgelöst hat. Pressen Sie 2 Orangen aus und rühren Sie den Saft in die Honig- und Quark-Mischung ein. Diesen Badezusatz geben Sie nun zu Ihrem Badewasser hinzu.

Durchführung: siehe S. 29

Buttermilch-Bad

Nicht nur Quark, sondern auch Buttermilch hat im Bereich der Heilwirkungen einiges zu bieten. Die Wirkungen sind sich relativ ähnlich, deshalb steht es Ihnen frei, nach Ihren eigenen Vorlieben zu wählen.

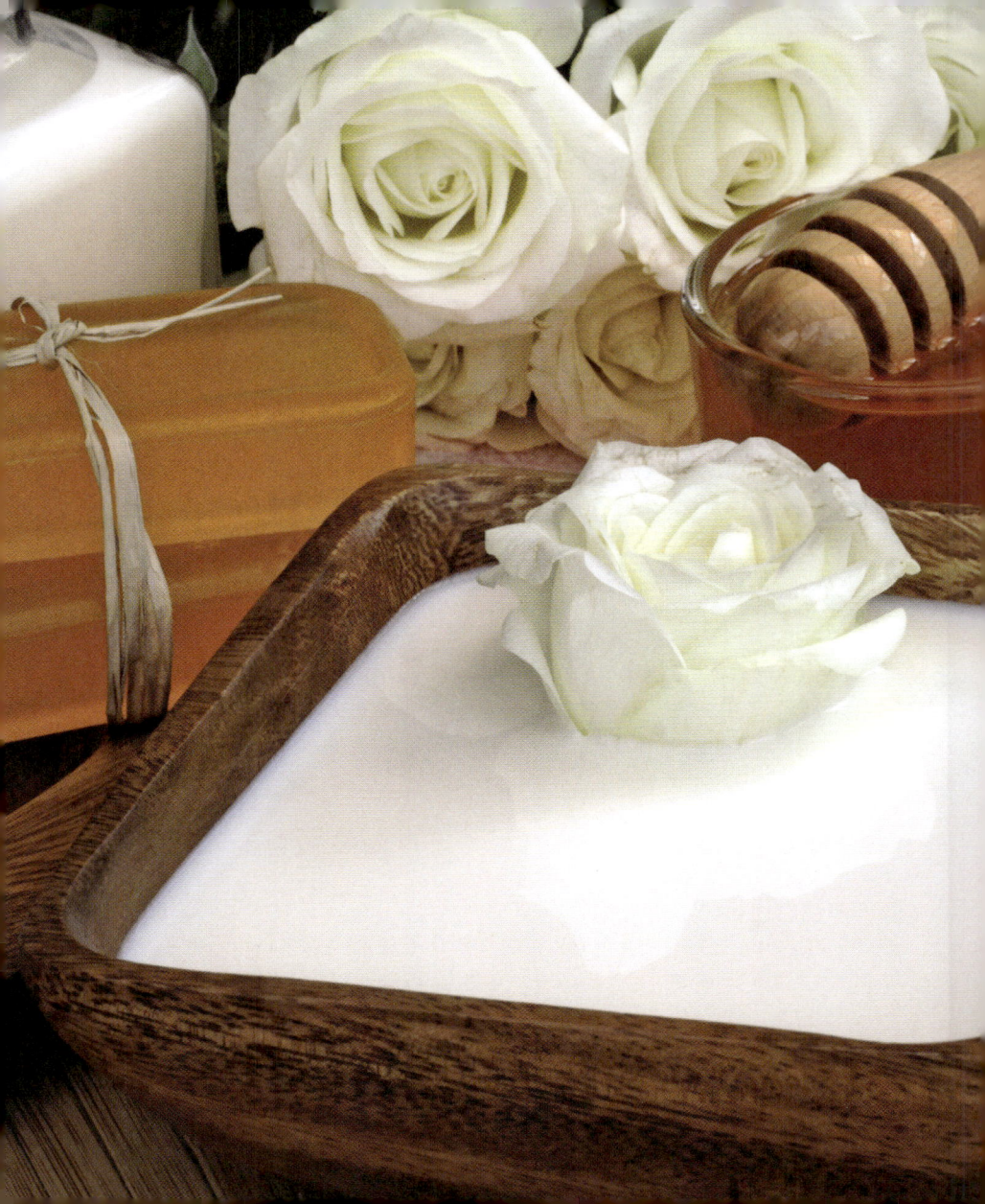

Durch den Einsatz von Buttermilch bleibt das Badewasser eher wässrig, verwendet man Quark, bekommt das Wasser einen cremigeren Charakter.

Zubereitung:
Rühren Sie 500 ml Buttermilch in etwa 1 l heißes Wasser ein. Dieses Buttermilchwasser geben Sie nun zu Ihrem Badewasser hinzu.

Durchführung: siehe S. 29

Tipp: Auch das Buttermilch-Bad können Sie – wie das Quark-Bad – mit Schüßler-Salzen, Orangen oder Honig kombinieren.

Joghurt-Bad

Das dritte Heilmittel im Bunde ist der Joghurt. Auch hier sind die Unterschiede in der Heilwirkung nur marginal und Sie können nach Ihren persönlichen Vorlieben wählen.
Joghurt macht das Wasser etwas cremiger als Buttermilch, aber nicht so deutlich cremig wie Quark.

Zubereitung:
Rühren Sie 400 g Naturjoghurt in etwa 1 l heißes Wasser ein. Dieses Joghurtwasser geben Sie nun zu Ihrem Badewasser hinzu.

Auch das Joghurt-Bad können Sie – wie das Quark-Bad – mit Schüßler-Salzen, Orangen oder Honig kombinieren.

Durchführung: siehe S. 29

Molke-Bad

Auch die Molke ist ein wirksames Heilmittel. Im Vergleich zu den anderen Mitteln sind auch hier die Unterschiede in der Heilwirkung nicht bedeutsam und Sie können nach Ihren persönlichen Vorlieben wählen. Molke erfrischt die Haut wunderbar.

Zubereitung:
Rühren Sie 2 l Molke in Ihr vorbereitetes Badewasser ein.

Auch das Molke-Bad können Sie, wie das Quark-Bad, mit Schüßler-Salzen, Orangen oder Honig kombinieren.

Durchführung:
Nicht zu heiß baden, das Wasser sollte eine Temperatur von 35–38 °C haben. Eine Badezeit von 20 bis 30 Minuten ist ideal. Aber auch eine längere Verweildauer ist bei Bädern mit Milchprodukten nicht schädlich.
Duschen Sie sich im Anschluss an das Bad gründlich lauwarm ab und wickeln Sie sich warm ein.
Während einer Nachruhe von mindestens einer halben Stunde kann sich die heilende Wirkung voll entfalten und Ihr Körper seine Selbstheilungskräfte aktivieren. Gönnen Sie sich diese Zeit!

Fußbad mit Quark

Bei einem Fußbad denkt man automatisch an die unmittelbare Wirkung auf die Füße. Doch seien Sie versichert: Über die Füße erreicht man den gesamten Menschen und nicht selten wirkt sich eine Behandlung der Füße auf den Gesamtorganismus aus.

Zubereitung:

Nehmen Sie 250 g Quark und rühren Sie ihn in etwa ½ l heißes Wasser ein, sodass er sich gut auflöst. Dieses Quarkwasser geben Sie nun zu Ihrem Fußbadewasser hinzu.

Durchführung:

Wählen Sie die Temperatur des Wassers nicht zu heiß, es sollten zwischen 35–38 °C sein. Für ein Fußbad rechnet man mit einer Anwendungszeit von 15 bis 20 Minuten. Das ist ideal. Aber auch eine längere Verweildauer ist bei Fußbädern mit Milchprodukten nicht schädlich.

Spülen Sie Ihre Füße im Anschluss an das Fußbad gründlich lauwarm ab und springen Sie nicht direkt zurück in den Alltag.

Während einer Nachruhe von mindestens einer halben Stunde kann sich die heilende Wirkung voll entfalten und Ihr Körper die Selbstheilungskräfte aktivieren. Nehmen Sie sich diese Zeit!

Fußbad mit Quark und Rosmarinöl

Wenden Sie dieses Fußbad nicht abends an, da die Mischung überaus anregend und belebend wirkt.

Zubereitung:

Geben Sie 10 Tropfen Rosmarinöl in 250 g Quark. Diesen Rosmarin-quark rühren Sie in etwa ½ l heißes Wasser ein, sodass er sich gut auflöst. Das Rosmarin-Quark-Wasser geben Sie nun zu Ihrem Fußbadewasser hinzu.

Durchführung:

Wählen Sie die Temperatur des Wassers nicht zu heiß, es sollten zwischen 35–38 °C sein. Für ein Fußbad rechnet man mit einer Anwendungszeit von 15 bis 20 Minuten. Das ist ideal. Aber auch eine längere Verweildauer ist bei Fußbädern mit Milchprodukten nicht schädlich.

Spülen Sie Ihre Füße im Anschluss an das Fußbad gründlich lauwarm ab und springen Sie nicht direkt zurück in den Alltag.

Während einer Nachruhe von mindestens einer halben Stunde kann sich die heilende Wirkung voll entfalten und Ihr Körper die Selbstheilungs-kräfte aktivieren. Nehmen Sie sich diese Zeit!

Fußbad mit Quark und Lavendelöl

Im Gegensatz zum Rosmarin hat der Lavendel eine beruhigende Wirkung und kann gut abends angewendet werden.

Zubereitung:

Geben Sie 10 Tropfen Lavendelöl in 250 g Quark. Diesen Lavendelquark rühren Sie in etwa ½ l heißes Wasser ein, sodass er sich gut auflöst. Das Lavendel-Quark-Wasser geben Sie nun zu Ihrem Fußbadewasser hinzu.

Durchführung:

Wählen Sie die Temperatur des Wassers nicht zu heiß, es sollten zwischen 35–38 °C sein. Für ein Fußbad rechnet man mit einer Anwendungszeit von 15 bis 20 Minuten. Das ist ideal. Aber auch eine längere Verweildauer ist bei Fußbädern mit Milchprodukten nicht schädlich.

Spülen Sie Ihre Füße im Anschluss an das Fußbad gründlich lauwarm ab und springen Sie nicht direkt zurück in den Alltag.

Während einer Nachruhe von mindestens einer halben Stunde kann sich die heilende Wirkung voll entfalten und Ihr Körper die Selbstheilungskräfte aktivieren. Nehmen Sie sich diese Zeit!

Massagen

Massage mit Quark-Öl

Viele Körperzonen kann man selbst problemlos mit den Händen erreichen und selbst massieren. Dennoch ist eine von einem anderen Menschen verabreichte Massage immer etwas Besonderes. Sprechen Sie Ihre Freunde darauf an – Massagen im gegenseitigen Nehmen und Geben bereichern zwischenmenschliche Beziehungen und schaffen Nähe.

Eine Massage mit Quark-Öl bringt neben der Lockerung und Entspannung gleichzeitig noch eine wohltuende Pflege für die Haut.

Zubereitung:

Pro 100 g Quark 1 EL Olivenöl dazugeben. Wahlweise kann man auch Mandelöl oder Traubenkernöl nehmen.

Wie viel Quark Sie benötigen, hängt von der zu massierenden Körperregion ab.

- Für die Wade etwa 50 g Quark
- Für den Oberschenkel etwa 100 g Quark
- Für den Rücken etwa 200 g Quark

Zu viel angerührter Massagequark kann gut für zwei bis drei Tage im Kühlschrank aufbewahrt werden. Nehmen Sie ihn aber rechtzeitig vor der Massage heraus, er sollte nicht kalt sein.

Durchführung:
Wärmen Sie die Quark-Öl-Mischung in den Handflächen vor, bevor Sie mit der Massage beginnen. Führen Sie die Behandlung mit leichtem Druck durch und wechseln Sie in Ihren Bewegungen ab. Streichen, sanftes Klopfen, auch zwischendurch stärkere Griffe und kreisende Bewegungen sind angenehm, lassen Sie Ihren Händen und Ihrer Fantasie freien Lauf.

Nach einer etwa 15-minütigen Massage duschen Sie sich gründlich lauwarm ab.

Während einer Nachruhe von mindestens einer halben Stunde kann sich die heilende Wirkung voll entfalten und Ihr Körper seine Selbstheilungskräfte aktivieren. Nehmen Sie sich diese Zeit!

Klopfmassage mit Quark

Angelehnt an die ayurvedische Klopfmassage mit Kräutersäckchen können Sie sich auch mit Quarksäckchen eine wunderbare Klopfmassage gönnen. Damit profitieren Sie von der gesundheitlichen Wirkung des Quarks und haben gleichzeitig durch das Klopfen eine Tiefenwirkung. Sehr gut eignet sich die Klopfmassage zum Beispiel bei Muskelkater und Verspannungen.

Zubereitung:

Sie benötigen zwei Säckchen, geeignet sind z. B. Taschentücher, zwei halbierte Geschirrtücher oder kleiner geschnittene Baumwollwindeln.

Kochen Sie 40 g Reis in 100 ml Buttermilch nach der Quellmethode, d. h. einmal aufkochen und dann bei niedrigster Temperatur oder sogar ausgeschalteter Kochplatte und geschlossenem Topfdeckel gar ziehen lassen, bis die gesamte Flüssigkeit aufgesogen ist.

Rühren Sie in den etwas abgekühlten Buttermilchreis nun 4 EL Quark hinein.

Diese Masse wird warm in die Mitte der Tücher gefüllt und die Ränder dann so nach oben zusammengefasst, dass sich zwei kleine Säckchen ergeben.

Durchführung:

Mit diesen noch gut warmen Quark-Reis-Säckchen sanft die betroffene Stelle klopfen.

> **Tipp:** Je nach Wirkungswunsch kann zusätzlich Rosmarin oder Lavendel in die Quark-Buttermilchreis-Masse gegeben werden.

Wickel und Einlagen

Quarkumschlag/Quarkwickel

Vielleicht kennen Sie diese Anwendung noch aus Ihrer Kindheit. Quarkumschläge wurden schon früher oft zum Beispiel bei Husten, Hautausschlägen, Insektenstichen oder Verstauchungen angewendet. Diese Anwendung hat nichts von ihrer Wirksamkeit verloren.

Es gibt bei Quarkwickeln zwei unterschiedliche Herangehensweisen, die eine mit direktem, die andere nur mit indirektem Hautkontakt.

Die einen sagen, der Quark solle auf ein Tuch gestrichen werden und keinen direkten Hautkontakt haben. Hintergrund dieser Empfehlung ist, dass der Quark beim Trocknen eine gewisse Spannung aufbaut und die Haut dabei reizen könnte.

Eine leichte Rötung der Haut kann aber auch Folge des verstärkten Stoffwechsels sein und ist deshalb zuerst einmal gewollt und positiv.

Quark ist sehr gut verträglich und wirkt üblicherweise nicht reizend. Deshalb wird hier auf den folgenden Seiten der Quarkwickel mit Hautkontakt beschrieben und empfohlen.

Sollten Sie zu den wenigen Ausnahmen gehören, die eine Hautreizung bei sich feststellen, können Sie natürlich jederzeit auf die Variante ohne Hautberührung umstellen.

Zubereitung:

Legen Sie sich zwei Baumwoll- oder Leinentücher je nach Größe der zu behandelnden Stelle griffbereit zurecht. Des Weiteren benötigen Sie ein Wolltuch und natürlich Quark.

Durchführung:

Nehmen Sie eines der Baumwolltücher. Je nach Größe der zu behandelnden Region eignen sich Stofftaschentücher oder Geschirrtücher. Auf
dieses Tuch streichen Sie etwa einen halben Zentimeter dick Quark und
legen das Tuch mit der Quarkseite zum Körper auf die betroffene Stelle.
Je nach zu behandelnder Region und Art der Beschwerden kann man den
Quark auch direkt auf die Haut streichen und das Baumwolltuch dann
darüberlegen.

Sollten Sie ein Problem mit dem direkten Quarkkontakt haben, dann
schlagen Sie den Quark in das Tuch ein und legen den Stoff auf die zu be-
handelnde Stelle.

Decken Sie diesen Wickel mit einem zweiten Baumwoll- oder Leinentuch
ab und umschließen Sie das Ganze mit einem Wolltuch oder Wollschal.

Legen Sie sich hin und genießen Sie diese Zeit ganz bewusst als Pause
vom Alltag. Der Quark wirkt und trocknet langsam an. Dies dauert eine
Dreiviertelstunde bis zu einer Stunde.

Im Anschluss daran spülen Sie den angetrockneten Quark mit lauwarmem Wasser gründlich ab.

Quarkeinlage

Im Intimbereich kann man diese Sonderform eines Quarkwickels nach
der Geburt und bei Entzündungen und Pilzerkrankungen sehr leicht anwenden.

Zubereitung:

Nehmen Sie eine Slipeinlage und bestreichen Sie diese dick mit Quark.

Durchführung:

Legen Sie die mit Quark bestrichene Slipeinlage wie gewohnt in Ihre Unterwäsche und wechseln Sie die Einlage alle paar Stunden.

Zusätzlich können Sie auch Ihren Intimbereich mit Quark bestreichen.

Bei jedem Einlagenwechsel sollten Sie den alten Quark gründlich mit lauwarmem Wasser abspülen.

Gesichtsmasken und Peeling

Durchführung (gilt für alle Masken):

Verteilen Sie die Masse gleichmäßig auf dem zuvor gereinigten Gesicht. Die Augenpartie sparen Sie hierbei aus.

Legen Sie sich für etwa eine halbe Stunde hin und genießen Sie die Auszeit. In dieser Zeit trocknet der Quark an und entfaltet seine positiven Wirkungen.

Nach etwa 30 Minuten spülen Sie die Maske mit lauwarmem Wasser gründlich ab.

Das Gesicht benötigt im Anschluss keine Creme.

Tipp: Zu viel angerührte Masse kann im Kühlschrank für zwei bis drei Tage aufbewahrt werden.

*Eine Quark-Gesichtsmaske: gesund und
hautregenerierend*

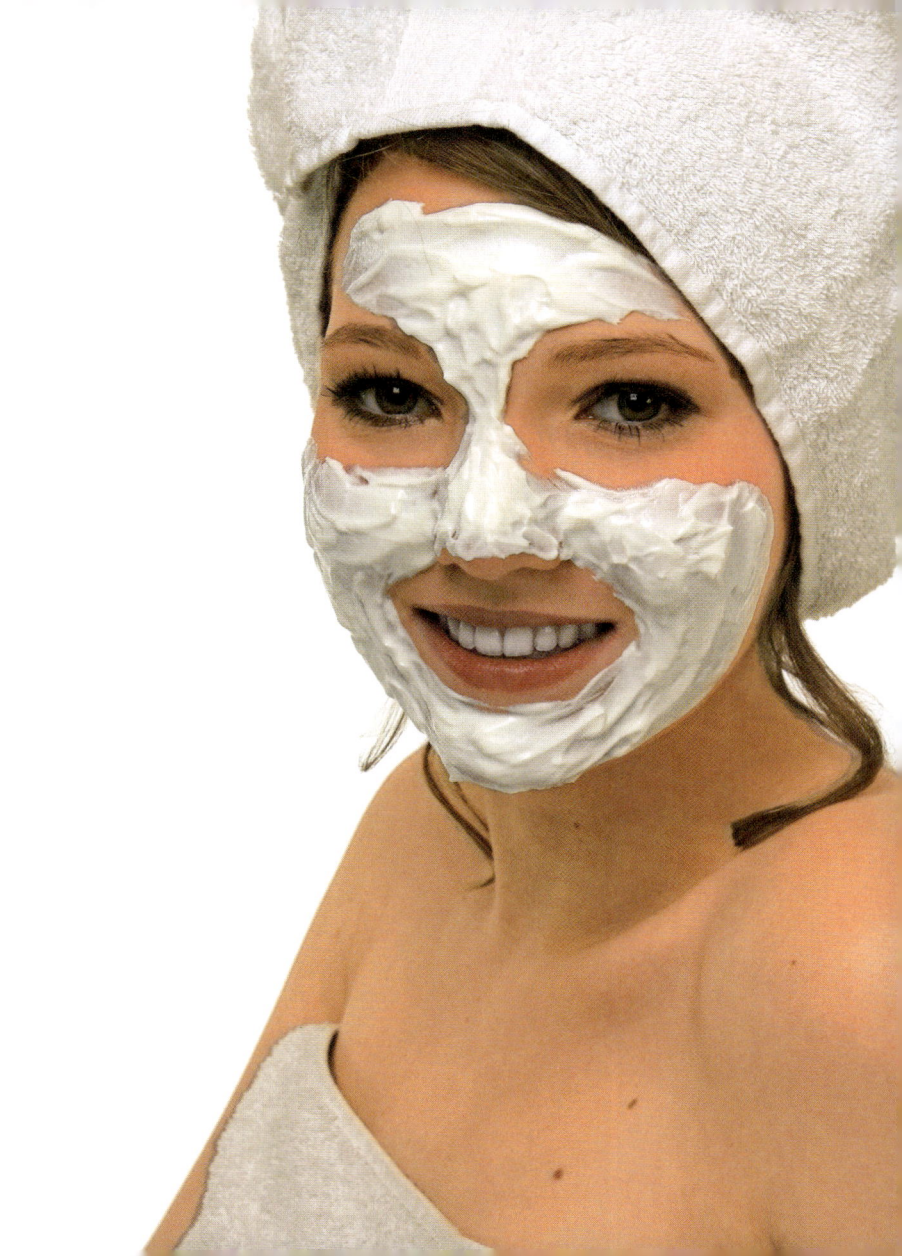

Quarkmaske

Eine Quarkmaske ist erfrischend und belebend. Überzeugen Sie sich selbst.

Zubereitung:
Rühren Sie 6 EL Quark mit 1 bis 2 EL Buttermilch cremig an.

> **Tipp:** Wenn Sie unter sehr trockener Haut leiden, dann verwenden Sie statt Quark und Buttermilch Joghurt. Das hat einen etwas stärker feuchtigkeitsspendenden Effekt.

Quark-Honig-Maske

Quark und Honig ergänzen sich in ihrer Wirkung auf wunderbare Weise. Diese Maske ist besonders stark stoffwechselanregend und entgiftend.

Zubereitung:
Rühren Sie 6 EL Quark mit 1 EL Buttermilch und 1 EL Honig cremig an.

Durchführung siehe S. 42

Quark-Gurken-Maske

Die Quarkmaske hat zusammen mit der Gurke einen ganz besonders erfrischenden und belebenden Effekt.

Zubereitung:
Pürieren Sie ein Viertel einer ungeschälten Gurke und rühren Sie das Gurkenpüree mit 6 EL Quark zu einer cremigen Masse.

Durchführung siehe S. 42

Peeling
Eine Quarkmaske hat bereits einen leichten Peelingeffekt. Wenn Sie diesen verstärken möchten, können Sie auf Koriandersamen zurückgreifen.

Zubereitung:
Rühren Sie 6 EL Quark mit 1 bis 2 EL Buttermilch cremig an und geben Sie 2 EL Koriandersamen hinzu.

Durchführung siehe S. 42

Haarpflege

Quarkpackung für die Haare
Besonders lange Haare benötigen ausreichend Pflege, damit sie bis in die Spitzen gesund bleiben. Quark kräftigt die Haare, glättet spröde Stellen und verleiht einen seidigen Glanz.

Zubereitung:
Erwärmen Sie 50 ml Olivenöl und lösen Sie einen EL Honig darin auf.

Diese Mischung geben Sie in 200 bis 300 g Quark, je nach Haarlänge, und vermengen alles gut.

Durchführung:
Geben Sie die Quark-Öl-Mischung in Ihre gewaschenen, handtuchtrockenen Haare und lassen Sie die Packung etwa 20 bis 30 Minuten einwirken. Danach die Haare ganz normal mit Shampoo waschen.

Kuren

Der Mensch ist, was er isst, dieser oft zitierte Satz birgt eine einfache Wahrheit. In der Lebensmittelherstellung sagt man sinngleich, es kann nur etwas Gutes herauskommen, wenn man auch etwas Gutes hineintut. Da Quark und andere Milchprodukte nicht nur gesund, sondern gleichzeitig auch äußerst köstlich sind, können Sie hier das Angenehme mit dem Nützlichen verbinden und sich auf genüssliche Art gesund essen und trinken. Damit sorgen Sie für ein starkes Immunsystem und einen guten Stoffwechsel.

Quarkkur

Essen Sie über einen Zeitraum von mindestens 6 Wochen täglich 150 g Quark zum Frühstück. Bei größerem Hunger darf es auch mehr sein. Den Fettgehalt dürfen Sie ganz nach Ihrem Geschmack auswählen.
Anreichern können Sie den Quark mit Früchten der Saison. Verzichten Sie auf zusätzlichen Zucker.

Achten Sie darauf, dass der Quark das Erste ist, was Sie zu sich nehmen. Als Getränk zu Ihrem Quarkfrühstück eignet sich ein stoffwechselanregender Kräutertee nach Ihrem Geschmack oder, wenn Sie etwas Kaltes trinken wollen, Buttermilch.

> **Tipp:** 1 EL Leinöl in den Quark gerührt verstärkt die gesundheitliche Wirkung. Leinöl hat einen sehr hohen Anteil mehrfach ungesättigter Fettsäuren und als einziges Öl mehr Omega-3- als Omega-6-Fettsäuren. Dadurch hat es eine sehr starke gesundheitsfördernde Wirkung.

Molkekur

Die Molkekur können Sie als Kurzzeitkur oder auch über einen längeren Zeitraum durchführen. Ihr Körper entschlackt und Sie fühlen sich fit und aktiv. Besonders der Frühling eignet sich für eine solche Kur sehr gut, da es die Jahreszeit ist, in der der Körper auf Aktivität umstellt.

Kurzzeitkur:

1. Tag
Quark, Joghurt, Obst (außer Banane), gedünstetes Gemüse, Kräutertee
2. bis 4. Tag
2 bis 4 Liter Molke
Obst (außer Banane)

5. Tag
Quark, Joghurt, Obst (außer Banane), gedünstetes Gemüse, Kräutertee
6. Tag
Leichte Kost mit hellem Fleisch oder Fisch

Die Molkekur über einen längeren Zeitraum:
1. Tag
Quark, Joghurt, Obst (außer Banane), gedünstetes Gemüse, Kräutertee
2. bis vorletzter Kurtag
2 bis 4 Liter Molke
Obst
Leichte Kost mit hellem Fleisch oder Fisch
letzter Kurtag
2 bis 4 Liter Molke
Normale Kost

Achtung!
Entschlackungskuren sind etwas Wunderbares, aber sie sind nicht für jeden Menschen geeignet. Bestimmte Körperleiden oder schwierige Lebenssituationen können einer solchen Kur entgegenstehen. Im Zweifel fragen Sie Ihren Heilpraktiker oder Arzt!

Krankheiten und Symptome, die sich mit Quark positiv beeinflussen oder heilen lassen

In diesem Kapitel erfahren Sie, welche Krankheiten und gesundheitlichen Probleme mit den unterschiedlichen Quarkanwendungen positiv beeinflusst oder sogar geheilt werden können. Bei länger anhaltenden oder sehr stark auftretenden Beschwerden sollten Sie auf jeden Fall einen Heilpraktiker oder Arzt aufsuchen.

Quarkanwendungen eignen sich im Falle einer schulmedizinischen Therapie zur begleitenden Behandlung.

Akne vulgaris

Diese am häufigsten auftretende Form der Akne kommt bei fast allen Jugendlichen in unterschiedlicher Ausprägung vor. Das geht vom einfachen Mitesser bis hin zu eitrigen Entzündungsherden.

Quarkbehandlungen sind wohltuend und entzündungshemmend. Sie können auch bei allen anderen Erscheinungsformen der Akne angewendet werden. Bei starken Ausprägungen sollte ein Arzt oder Heilpraktiker zurate gezogen werden.

Was Sie tun können:

- Gönnen Sie Ihrer Haut zweimal wöchentlich eine Quarkmaske (siehe S. 44).

*Krankheiten und Symptome,
die sich mit Quark positiv
beeinflussen oder heilen lassen*

- Einmal wöchentlich können Sie zusätzlich ein Peeling mit Quark durchführen (siehe S. 45).
- Unterstützen Sie Ihre Haut mit einer Molkekur (siehe S. 47f.) bei der Entgiftung.

Angina

Häufig tritt Angina als zusätzliches Symptom einer Erkältung auf, kann jedoch auch ohne andere Erkältungszeichen entstehen.

Das Wort Angina bedeutet so viel wie Enge, Beklemmung. Da bei einer Angina die Mandeln anschwellen, kommt es zu Schluckbeschwerden und Engegefühl im Hals, daher kommt die Bezeichnung. Sehr oft kommt es zu hohem Fieber, Appetitlosigkeit, Heiserkeit, Kopfschmerzen und einem allgemeinen Krankheitsgefühl.

Eine leichte Halsentzündung können Sie für ein oder zwei Tage selbst behandeln. Bleibt die Besserung aus oder haben Sie hohes Fieber, sollte auf jeden Fall ein Arzt hinzugezogen werden.

Um festzustellen, ob es sich um eine Angina handelt, muss ein Rachenabstrich gemacht werden.

Was Sie tun können:
- Quarkwickel um den Hals (siehe S. 40f.) wirken schmerzlindernd und entzündungshemmend. Die stoffwechselanregende Wirkung des Quarks hilft dabei, die Krankheitserreger schneller in den Griff zu bekommen.

Krankheiten und Symptome,
die sich mit Quark positiv
beeinflussen oder heilen lassen

- Auf köstliche Art können Sie Ihren Körper mit einem Quarkeis (siehe S. 163) beim Gesundwerden unterstützen. Auch im Eis entwickelt der Quark seine heilenden Kräfte. Zusätzlich beruhigt die Kälte die gereizten Schleimhäute und mildert den Schmerz.

Arthritis

Entzündete Gelenke werden als Arthritis bezeichnet. Hiervon können ein oder mehrere Gelenke betroffen sein. Die häufigsten Symptome dieser Erkrankung sind Rötung, Überhitzung, Schwellung und Einschränkung in der Beweglichkeit.

Das prägnanteste – und unangenehmste – Symptom bei entzündeten Gelenken ist aber der Schmerz.

Was Sie tun können:
- Mit Quarkwickeln (siehe S. 40f.) können Sie die Schmerzen in den betroffenen Gelenken mildern und die Entzündungserscheinungen eindämmen. Mit dem durch den Quark angeregten Stoffwechsel unterstützen Sie gleichzeitig den Knorpelaufbau im Gelenk.
- Auch mit einem Quark-Bad (siehe S. 29) oder einem Honig-Quark-Bad (siehe S. 30f.) können Sie den Stoffwechsel anregen und zur allgemeinen Stärkung Ihres Organismus beitragen. Ein Quark-Bad mit Schüßler-Salzen (siehe S. 30) kann Ihnen bei der Schmerztherapie helfen. Geeignet ist das Schüßler-Salz Nr. 7, Magnesium phosphoricum.

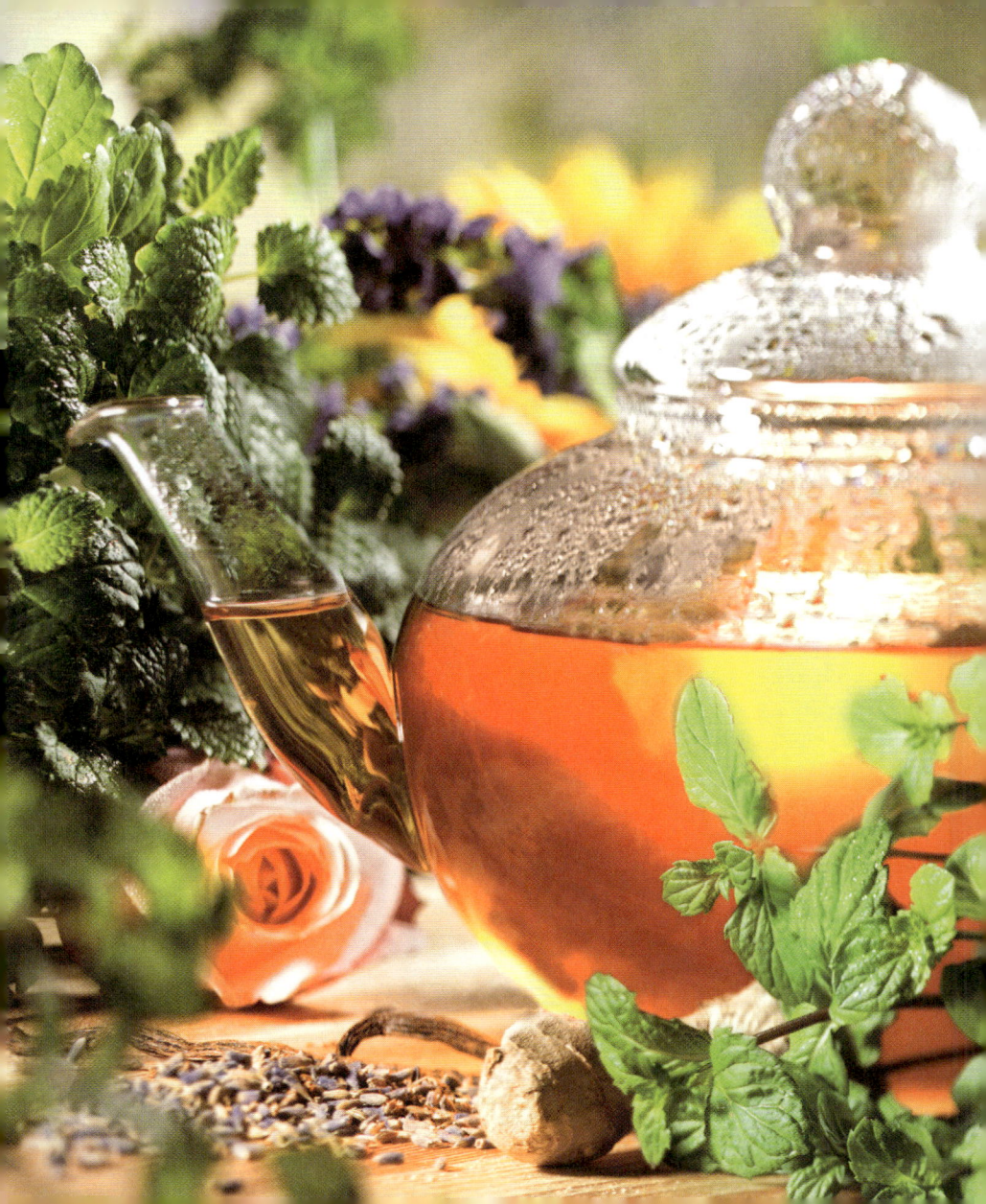

Krankheiten und Symptome,
die sich mit Quark positiv
beeinflussen oder heilen lassen

Was sonst noch helfen kann:
Massieren Sie mehrmals täglich die betroffenen Gelenke mit einigen
Tropfen Olivenöl.

Blähungen

Oft werden Blähungen als unangenehm, aber harmlos eingestuft. Sie
können das Leben der Betroffenen jedoch ernsthaft beeinträchtigen und
auch durchaus schmerzhaft sein. Das geht von Krämpfen bis hin zu
Koliken. Auslöser kann zu viel verschluckte Luft sein, oft sind es aber
Gase, die während der Verdauung im Dickdarm gebildet werden. Blähungen zeigen sich oft auch an einem vorgewölbten Bauch, der sich auch
gespannt anfühlen kann.
Um Blähungen vorzubeugen, ist die richtige Ernährung wichtig. Essen Sie
gut verträgliche Nahrungsmittel und meiden Sie stark blähendes Essen.

Lebensmittel, die stark blähende Eigenschaften haben, sind: Bohnen,
Erbsen, Kohlgemüse, Linsen, Sellerie, Zwiebeln, Feigen, Beeren- und
Steinobst und Vollkornbrot.

Lebensmittel, die kaum blähend wirken, sind: Fleisch, Fisch, Geflügel,
Reis, Mais, Kopfsalat, Tomaten, Brokkoli und Blumenkohl.
Bei Blumenkohl und Brokkoli handelt es sich zwar um Kohlsorten, aber
es werden nur die Blütenansätze verzehrt, die die blähenden Wirkstoffe
des Kohls nicht in sich tragen.

Auch Kräutertees sind hilfreich bei Blähungen. | 53

*Krankheiten und Symptome,
die sich mit Quark positiv
beeinflussen oder heilen lassen*

Wichtig ist es, auf den eigenen Körper zu hören und die Signale ernst zu nehmen. Auch wenn ein Nahrungsmittel allgemein als nicht blähend bekannt ist, kann es dennoch vorkommen, dass Ihr Organismus darauf reagiert. Sie haben dann eine individuelle Unverträglichkeit.

Was Sie tun können:
- Wenn die Blähungen mit Bauchkrämpfen und Schmerzen einhergehen, dann können Sie die Beschwerden mit einem Quarkwickel auf dem Bauch (siehe S. 40f.) lindern.
- Um Ihre Verdauung zu stärken, sollten Sie eine sechswöchige Quarkkur (siehe S. 47) durchführen.

Was sonst noch helfen kann:
Unterstützen können Sie Ihre Verdauung zum Beispiel mit Kräutertees. Sehr gut verträglich sind im Allgemeinen Fenchel, Anis, Kamille, Pfefferminz, Kümmel und Melisse.

Blasenentzündung

Hierbei handelt es sich um ein typisches Frauenleiden. Männer sind seltener davon betroffen.

Dies liegt unter anderem an der bei Frauen deutlich kürzeren Harnröhre, wodurch Bakterien sehr viel leichter eindringen können.

Neben der Blasenentzündung gibt es auch noch die Reizblase, die zwar ähnliche Symptome aufweist, aber nicht durch Krankheitserreger verur-

*Krankheiten und Symptome,
die sich mit Quark positiv
beeinflussen oder heilen lassen*

sacht wird. Es handelt sich um eine chronische Funktionsstörung der Blase.

Ursachen der Blasenentzündung sind häufig Bakterien.

In selteneren Fällen kann sie aber auch durch einen Tumor, Blasensteine oder eine vergrößerte Gebärmutter – zum Beispiel während der Schwangerschaft – ausgelöst werden.

Bei immer wiederkehrenden Blasenentzündungen sollte zur Abklärung auf jeden Fall ein Arzt aufgesucht werden.

Zeichen, die auf eine Blasenentzündung hindeuten, sind zum Beispiel häufiger Harndrang mit wenig Urin, Brennen, Schmerzen, Ausfluss, Blut im Urin; es kann auch zu einer leichten Inkontinenz kommen. Bei zusätzlichen Symptomen wie Fieber oder Rückenschmerzen sollte auf jeden Fall sofort ein Arzt konsultiert werden, es könnte sich um eine Nierenbeckenentzündung handeln.

Neben den Quarkanwendungen sollten Sie auf jeden Fall reichlich trinken. Gut geeignet sind spezielle Blasentees.

Was Sie tun können:
- Bei Schmerzen im Unterbauch empfiehlt sich die Anwendung eines Quarkwickels (siehe S. 40f.) im schmerzenden Bereich.
- Sollten Sie ein Brennen im Vaginalbereich feststellen, können Sie eine Quarkeinlage (siehe S. 41f.) tragen.
- Um Ihre Abwehrkraft zu stärken, empfiehlt sich eine sechswöchige Quarkkur (siehe S. 47).

Krankheiten und Symptome,
die sich mit Quark positiv
beeinflussen oder heilen lassen

Bluterguss

Landläufig wird ein Bluterguss auch »blauer Fleck« genannt. Jeder kennt das, ein kurzer Moment der Unachtsamkeit, ein Stoß gegen eine Kante, und schon ist es passiert: eine kleine oder auch größere Verletzung unter der Haut, aus der Blut in das Gewebe austritt. Dieses Blut wird nun im Laufe einiger Tage vom Organismus abgebaut, dabei entsteht die typische Verfärbung von blau, grün, gelb bis zu braun.

Zusätzlich kann es auch zu einer Schwellung kommen. Oft sind Blutergüsse, die in der medizinischen Fachsprache Hämatome genannt werden, schmerzhaft. Je nach Körperstelle können auch die Muskelfunktionen oder die Gelenkbeweglichkeit beeinträchtigt sein.

Die überwiegend harmlosen Blutergüsse können im Kopfbereich gefährlich werden. Deshalb sollte im Fall einer Kopfverletzung vorsichtshalber ein Arzt aufgesucht werden.

Was Sie tun können:
Behandeln Sie die betroffene Stelle zweimal täglich mit einem Quarkwickel (siehe S. 40f.).

Brustentzündung

Eine Entzündung der Brust, eine Mastitis, kommt häufig während der Stillzeit vor, aber auch außerhalb dieser Zeit kann es dazu kommen. Dann ist der Krankheitsverlauf sogar häufig chronisch.

*Krankheiten und Symptome,
die sich mit Quark positiv
beeinflussen oder heilen lassen*

Anzeichen einer Brustentzündung sind Rötung und Überwärmung der betroffenen Brust, ein starker Schmerz und Spannungsgefühl. Oft kommt es zu hohem Fieber. Die Lymphknoten auf der betroffenen Seite sind deutlich vergrößert.

Nehmen Sie eine Brustentzündung nicht auf die leichte Schulter.

Zusätzlich zu einer eventuell angezeigten schulmedizinischen Versorgung können Sie sich selbst sehr gut mit Quark therapieren.

Was Sie tun können:
Behandeln Sie die betroffene Stelle dreimal täglich mit einem Quarkwickel (siehe S. 40f.).

Was sonst noch helfen kann:
Bei einer Brustentzündung ist Bettruhe empfohlen. Vermeiden Sie unbedingt Stress!

Bronchitis

Verursacher einer Bronchitis sind meist Viren oder auch Bakterien. Deutlicher Hinweis auf einen bronchialen Infekt ist Husten. Meist ist dieser anfangs trocken und es kommt im Laufe der Erkrankung zu schleimigem Auswurf. Zusätzlich zum Husten stellt sich oft ein starkes Krankheitsgefühl ein. Das Allgemeinbefinden ist stark beeinträchtigt. Der über Tage anhaltende Husten ist schmerzhaft. Als weitere Symptome können Fieber und Schüttelfrost auftreten. Sehr oft wird eine Bronchitis von

*Krankheiten und Symptome,
die sich mit Quark positiv
beeinflussen oder heilen lassen*

weiteren Erkältungssymptomen wie Halsschmerzen und Schnupfen begleitet.

Was Sie tun können:
- Machen Sie zweimal täglich einen Quarkwickel (siehe S. 40f.).
- Bei allgemeiner Abgeschlagenheit empfiehlt sich ein Fußbad mit Quark und Rosmarinöl (siehe S. 35f.).
- Zur Stärkung Ihrer Abwehrkraft sollten Sie eine sechswöchige Quarkkur (siehe S. 47) durchführen.

Was sonst noch helfen kann:
Achten Sie darauf, dass Sie ausreichend trinken.
Sie können die Genesung auch durch Inhalation fördern. Wählen Sie zum Beispiel mentholhaltige Inhalationszusätze oder Thymianöl.
Ruhe hilft dem Körper, die Abwehrkräfte zu mobilisieren.

Cholesterinwert, hoher

Fast jeder hat »Cholesterin« schon mal gehört und meist ist der Begriff negativ besetzt, ohne dass genau bekannt ist, worum es sich eigentlich handelt. Dabei ist Cholesterin zuerst einmal etwas Positives. Es ist eine Fettart, die in allen Geweben vorkommt und wichtige Aufgaben im Organismus übernimmt. So ist Cholesterin unter anderem am Zellaufbau beteiligt und aus ihm werden die für die Verdauung wichtigen Gallensäuren gebildet.

*Krankheiten und Symptome,
die sich mit Quark positiv
beeinflussen oder heilen lassen*

Erst wenn der Cholesterinspiegel im Blut zu hoch wird, kann das ein Risiko bedeuten.

Es wird angenommen, dass Bluthochdruck, Herzinfarkt oder Schlaganfall auch Folgen zu hoher Cholesterinwerte sein können.

Ursachen für zu hohe Cholesterinwerte können unter anderem Stress, schlechte Ernährung, mangelnde Bewegung, aber auch genetische Veranlagung sein.

Cholesterin mithilfe von Medikamenten zu senken, ist nicht unbedenklich und kann massive Nebenwirkungen verursachen.

Was Sie tun können:

- Machen Sie eine Molkekur (siehe S. 47f.) und im Anschluss daran eine sechswöchige Quarkkur (siehe S. 47).
- Tun Sie auch etwas für Ihre Gelassenheit, da der Cholesterinwert nicht nur vom Essen abhängt: Nehmen Sie zweimal die Woche ein Fußbad mit Quark und Lavendelöl (siehe S. 36). Das regt den Stoffwechsel an und beruhigt gleichzeitig.

Depressive Verstimmung

Fast jeder Mensch hat hin und wieder einen seelischen Durchhänger, eine depressive Verstimmung. Oft wird diese durch äußere Faktoren wie Wut, Enttäuschung, Sorgen oder Stress ausgelöst. Wie wir aber auf diese äußeren Einflüsse reagieren, das liegt unter anderem auch an Stoffen in unserem Blut. Serotonin ist ein wichtiges Glückshormon. Um das bilden

Krankheiten und Symptome,
die sich mit Quark positiv
beeinflussen oder heilen lassen

zu können, benötigt unser Organismus Tryptophan, eine essenzielle Aminosäure. Essenziell bedeutet, dass der Körper es nicht selbst herstellen kann, wir müssen es über die Nahrung zuführen. Es gibt einige Nahrungsmittel, die reich an Tryptophan sind, so zum Beispiel auch Quark. Dieses sogenannte »mood-food«, also Seelennahrung, wirkt stimmungsaufhellend. Neben Quark gehören auch Fleisch, Fisch und Hülsenfrüchte dazu.

Hier können Sie sich sehr gut selbst helfen.

Sollte Ihre depressive Verstimmung sich aber in Ihnen festsetzen und über das normale Maß hinausgehen, könnte es sein, dass Sie unter einer echten Depression leiden. Wenn Sie diesen Verdacht haben, sollten Sie unbedingt mit Ihrem Arzt darüber sprechen.

Mögliche Hinweise für eine echte Depression:

- Kraftlosigkeit und Antriebsschwäche,
- Angst vor dem beginnenden Tag,
- Appetitstörungen und Gewichtsverlust,
- Schlafstörungen,
- Traurigkeit gepaart mit der Unfähigkeit, Freude zu empfinden,
- Hoffnungslosigkeit und innerliche Erstarrung.

Was Sie tun können:

Quark ist ein sehr guter Tryptophanlieferant und wirkt so stimmungsaufhellend. Führen Sie eine sechswöchige Quarkkur (siehe S. 47) durch und nehmen Sie gleichzeitig viele Quarkrezepte in Ihren täglichen Speiseplan auf.

Krankheiten und Symptome,
die sich mit Quark positiv
beeinflussen oder heilen lassen

Was sonst noch helfen kann:

Positive Erlebnisse helfen Ihnen, das Lachen wiederzufinden. Spaziergänge, frische Luft und Sonne vergrößern das Wohlbefinden.

Kleine Wohlfühlrituale stärken die Freude. Das kann zum Beispiel eine halbe Stunde sein, die Sie für sich selbst reservieren. Gönnen Sie sich in dieser Zeit ein heißes Bad oder bereiten Sie sich einen Tee zu und genießen diesen bei entspannender Musik oder einem guten Buch. Teesorten mit Baldrian, Bergamotte, Johanniskraut, Hopfen, Kamille, Lavendel, Melisse oder Rosenblüten – um nur einige zu nennen – wirken stimmungsaufhellend. Es gibt auf dem Markt eine große Auswahl an wohlschmeckenden Mischungen. Achten Sie beim Kauf auf gute Qualität.

Durchfall

Bei Durchfall handelt es sich nicht um eine eigentliche Krankheit, sondern vielmehr um ein Symptom. Ursache können vielerlei Grunderkrankungen, äußere Einflüsse wie Stress oder Aufregung oder auch falsche Nahrungsaufnahme sein. Auch Medikamentenunverträglichkeit kann Durchfall verursachen.

Definition von Durchfall:

- Mehr als dreimal täglich Stuhlgang
- Veränderte, weichere bis wässrige Konsistenz
- erhöhte Stuhlmenge

Häufig ist der Stuhldrang kaum zu kontrollieren und es treten Bauchkrämpfe auf.

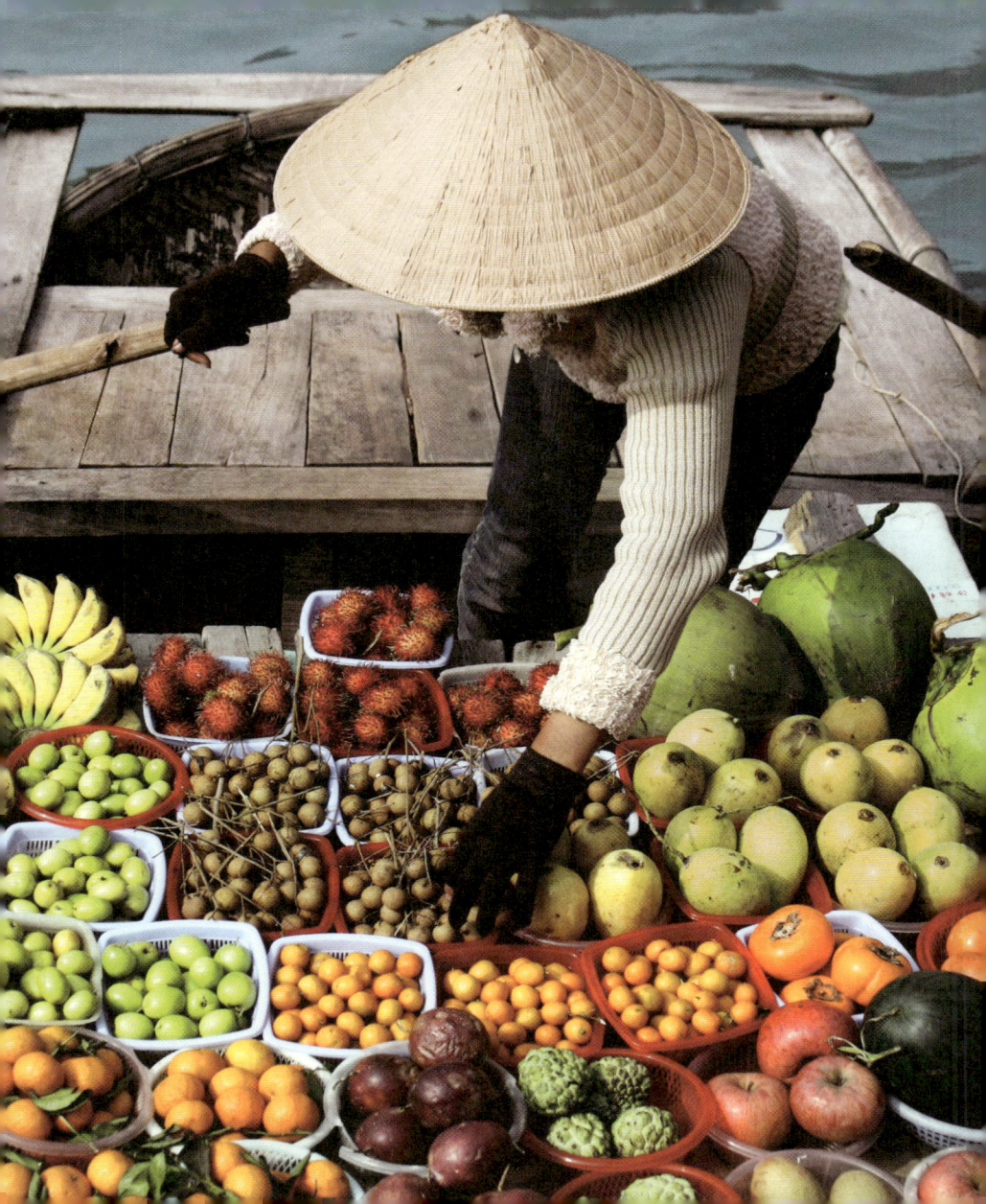

*Krankheiten und Symptome,
die sich mit Quark positiv
beeinflussen oder heilen lassen*

Auf jeden Fall sollte nach der Ursache geschaut und die Grunderkrankung behandelt werden. Zusätzlich kann man aber auch etwas zur
Darmstärkung tun.

Achten Sie darauf, dass Sie ausreichend Flüssigkeit zu sich nehmen, da an-
haltender Durchfall zu Dehydrierung, also Wassermangel führen kann.
Warnsignale, bei denen auf jeden Fall ein Arzt aufgesucht werden sollte:

- Blut im Stuhl
- Unfähigkeit, Flüssigkeit aufzunehmen
- Fieber

Durchfall, der nach einer Auslandsreise auftritt, sollte ebenfalls medizi-
nisch abgeklärt werden.

Was Sie tun können:
Um Ihre Verdauung zu stärken, sollten Sie eine sechswöchige Quarkkur
(siehe S. 47) durchführen.

Entgiftung/Entschlackung

Der Organismus wird täglich mit Reizen belastet, die ihm nicht guttun.
Umwelteinflüsse, Giftstoffe, die durch die Nahrung aufgenommen wer-
den, säurelastige Ernährung, Alkohol, Nikotin und Stress bringen den
Körper aus dem Gleichgewicht.

Gönnen Sie mit einer Entgiftung/Entschlackung Ihrem Körper eine Er-
holungsphase. Durch eine Entschlackungskur, selbst wenn sie nur einen
Tag dauert, werden belastende Stoffe gelöst und ausgeschieden.

*Auf Reisen, bei Klimaveränderungen und ungewohnter
Ernährung, treten leicht einmal Magenverstimmungen
und Durchfall auf.*

Krankheiten und Symptome,
die sich mit Quark positiv
beeinflussen oder heilen lassen

Was Sie tun können:

- Führen Sie eine Molkekur (siehe S. 47f.) durch. Ihrem Körper wird es auch guttun, wenn Sie im Anschluss an diese Entgiftung noch eine sechswöchige Quarkkur (siehe S. 47) machen.
- Unterstützen Sie Ihren Organismus zusätzlich mit einem Quark-Orange-Honig-Bad (siehe S. 31) oder einem Molke-Bad (siehe S. 34), gern auch täglich, bei der Entgiftung. Die Haut ist ein sehr wichtiges Entgiftungsorgan.

Tipp: Besonders wohltuend ist es, wenn Sie eine Entschlackungs-kur mit reichlich Bewegung, frischer Luft und Zeit für sich selbst ergänzen.

Erkältung

Wenn die oberen Luftwege von einer Infektion befallen sind, spricht man von einer Erkältung. Die typischen Erkältungssymptome sind Schnup-fen, Kopfschmerzen und Halsschmerzen. Ausgelöst wird eine Erkältung meist durch Bakterien.

In den meisten Fällen ist eine Erkrankung harmlos und klingt nach etwa einer Woche von alleine ab. Im Volksmund sagt man, eine Erkältung dau-ert ohne Behandlung sieben Tage und mit Medikamenten eine Woche. Allerdings können Medikamente – es gibt eine Reihe sehr gut wirksamer

*Krankheiten und Symptome,
die sich mit Quark positiv
beeinflussen oder heilen lassen*

naturheilkundlicher Präparate – die Symptome deutlich mildern und den Krankheitsverlauf dadurch erträglicher machen.

Sobald Sie die ersten Erkältungszeichen spüren, sollten Sie sofort gut für sich sorgen.

Vermeiden Sie Stress. Schalten Sie einen Gang runter und gönnen Sie sich eine Auszeit. Achten Sie darauf, dass Sie es warm genug haben. Sie können ein Fußbad mit Rosmarinöl machen und dadurch den Stoffwechsel stärken. Ein Kräutertee mit Kamille, Salbei oder Minze wärmt von innen. Eine kräftige Suppe wärmt ebenfalls und versorgt den Körper gleichzeitig mit Mineralstoffen und Energie. Geeignet sind Fleischsuppen mit Rind oder Huhn oder eine frische Gemüsesuppe.

Durch schnelle Reaktion kann der Organismus gestärkt und die Symptome können abgeschwächt werden.

Viel trinken ist die erste Maßnahme, aber auch mit Quark können Sie die Genesung vorantreiben.

Was Sie tun können:

- Bei Husten oder Halsschmerzen machen Sie mehrmals täglich Quarkwickel um den Hals oder auf die Brust (siehe S. 40f.).
- Falls Sie Halsschmerzen haben, können Sie zusätzlich Quarkeis (siehe S. 163) essen. Das beruhigt die gereizten Schleimhäute und tut auch der Seele gut.
- Sollte ein Kältegefühl mit der Erkältung einhergehen, empfiehlt sich ein Fußbad mit Quark und Rosmarinöl (siehe S. 35f.).
- Auch ein Honig-Quark-Bad (siehe S. 30f.) ist bei Erkältungen eine gute unterstützende Maßnahme, um schnell wieder gesund zu werden.

*Krankheiten und Symptome,
die sich mit Quark positiv
beeinflussen oder heilen lassen*

- Um Ihre Abwehrkraft zu stärken, können Sie eine sechswöchige Quarkkur (siehe S. 47) machen.

Was sonst noch helfen kann:
Denken Sie daran, bei Erkältungen mehr als sonst zu trinken.

Mit Inhalationen können Sie die Schleimhäute beruhigen und die Genesung fördern. Geeignete Inhalationsmittel sind Salz, Kamille oder auch Pfefferminz.

Bei Schnupfen können Nasenspülungen wohltuend sein. Die Nasenspülkanne und das passende Salz bekommen Sie in jeder Apotheke.

> **Tipp:** Regelmäßige Saunabesuche helfen, Erkältungen vorzubeugen.

Erysipel (Wundrose)

Oft wird das Erysipel auch als Wundrose oder Rotlauf bezeichnet. Es handelt sich um eine bakterielle Entzündung der Haut. Verursacher sind fast immer Streptokokken, die bei jedem Menschen auf der Haut leben und normalerweise keine Probleme verursachen. Nur bei abwehrschwachen Menschen dringen sie über kleinste Verletzungen in die Haut ein und breiten sich in den Lymphgefäßen aus. Betroffen sind hauptsächlich ältere Menschen, Diabetiker, Alkoholiker und sonstwie geschwächte Personen. Es kommt zu einer sehr schmerzhaften Rötung, die flammenför-

*Krankheiten und Symptome,
die sich mit Quark positiv
beeinflussen oder heilen lassen*

mig scharf abgegrenzt ist. Begleitet wird diese Rötung oft von Übelkeit, hohem Fieber, Schwäche, Schüttelfrost und einem allgemeinen, stark ausgeprägten Krankheitsgefühl. Häufig sind im Bereich der Wundrose auch die Lymphknoten geschwollen. Meist tritt ein Erysipel im Gesicht oder an den Beinen auf.

Ein Erysipel muss auf jeden Fall schulmedizinisch behandelt werden, da es sich um eine sehr ernste Erkrankung handelt, die unbehandelt sogar tödlich verlaufen kann. Selbst beim kleinsten Verdacht sollten Sie das umgehend abklären lassen und keine Zeit vergeuden. Es muss immer auch die Eintrittspforte der Erreger gefunden und behandelt werden. Auch die Grunderkrankung, die die Abwehrschwäche verursacht, sollte behandelt werden.

Begleitend kann man sehr gut mit Quark arbeiten.

Was Sie tun können:
- Begleitend zur Antibiotikatherapie können Sie die betroffene Stelle mehrmals täglich mit einem Quarkwickel (siehe S. 40f.) behandeln.
- Häufige Folge einer Antibiotikatherapie ist das Auftreten von Pilzen. Diese können Sie ebenfalls mit Quark behandeln (siehe S. 101).

Falten

Hierbei handelt es sich um keine Krankheit, auch wenn die Werbung uns das suggerieren möchte. Es ist der Lauf der Zeit und zeichnet einen Menschen aus – im wahrsten Sinne des Wortes. Dennoch gibt es viele

Krankheiten und Symptome,
die sich mit Quark positiv
beeinflussen oder heilen lassen

Menschen – und das sind bei Weitem nicht nur Frauen – die mit diesem Zeichen des Alterns nicht fertigwerden. Es entsteht ein enormer Leidensdruck.

Aus diesem Grund wird die Möglichkeit der positiven Einwirkung auf die Faltenentwicklung mithilfe von Milchprodukten hier aufgeführt.

Was Sie tun können:

- Um Ihren Stoffwechsel anzukurbeln und die Entgiftung einzuleiten, können Sie eine Molkekur machen (siehe S. 47f.).
- Masken, zweimal wöchentlich eine Quark-Honig-Maske (siehe S. 44) und zweimal wöchentlich eine Quark-Gurken-Maske (siehe S. 45), pflegen und straffen Ihre Gesichtshaut und beugen Falten vor oder vermindern diese.

Was sonst noch helfen kann:

Ein gesunder Lebenswandel, Ernährung mit frischen Produkten, ausreichend Schlaf und der Verzicht auf Nikotin und Alkohol wirken sich positiv auf die Haut aus.

Fieber

Fieber zeigt an, dass der Mensch krank ist und der Körper sich dagegen wehrt. Das ist zuerst einmal ein durchaus positives Zeichen, das zeigt, dass der Körper zu einer gesunden Abwehrreaktion fähig ist. Das Fieber hilft dem Körper bei der Bekämpfung von Krankheitserregern. Deshalb

Krankheiten und Symptome,
die sich mit Quark positiv
beeinflussen oder heilen lassen

sollte man auch nicht gleich in Panik verfallen, wenn die Temperatur ansteigt. Unter 38,5 °C ist Fieber ungefährlich. Sorgen Sie für Ruhe, trinken Sie ausreichend und warten Sie ab, wie es sich entwickelt.
Bei Temperaturen über 39 °C sollten Sie einen Arzt hinzuziehen.

Was Sie tun können:
Mit Quarkwickeln um die Waden (siehe S. 40f.) können Sie dem Körper helfen, die Temperatur zu regulieren. Aber warten Sie ruhig eine Weile ab. Falls das Fieber nicht über 38,5 °C steigt, können Sie auf Gegenmaßnahmen verzichten.

Füße, trockene, schrundige

Es gibt unterschiedliche Gründe für trockene und schrundige Füße, z. B. Krankheiten wie Funktionsstörungen der Schilddrüse, aber auch alltägliche Faktoren wie falsch gewähltes Schuhwerk oder stundenlange Belastung.
Schrundige Füße sind nicht nur ein optisches Problem und lästig, da Strümpfe an der rissigen Haut hängen bleiben können. Sie sind auch eine gesundheitliche Gefährdung, da solche Risse bis in tiefere Hautschichten reichen und zu offenen Wunden führen können. In diese Wunden können Keime eindringen.

Was Sie tun können:
• Ein tägliches Fußbad mit Quark (siehe S. 35), kombiniert mit Quark-

Krankheiten und Symptome,
die sich mit Quark positiv
beeinflussen oder heilen lassen

wickeln (siehe S. 40f.) zweimal pro Woche, kann Ihrer geschundenen Fußhaut helfen, sich zu regenerieren.

- Achten Sie auf bequeme und luftdurchlässige Schuhe.

Füße, kalte

Kalte Füße sind ein typisches Frauenleiden, wobei sie nicht nur lästig sind, sondern das Leben auch so stark beeinträchtigen können, dass es gesundheitsschädlich wird. So kann man zum Beispiel mit eiskalten Füßen nur schwer einschlafen, was auf Dauer zu Schlafmangel führen kann.

Was Sie tun können:
- Über einen längeren Zeitraum können Sie in den späten Nachmittagsstunden täglich ein Fußbad mit Rosmarinöl (siehe S. 35f.) durchführen und damit Ihren Stoffwechsel anregen.
- Sollten Sie abends akut kalte Füße haben, sollten Sie auf das Fußbad mit Quark und Lavendelöl (siehe S. 36) zurückgreifen. Das hilft Ihren Füßen bei der Temperaturregulierung und bringt gleichzeitig wohltuende Entspannung.

Was sonst noch helfen kann:
Zehengymnastik stärkt die Fußdurchblutung. Wackeln Sie mit den Zehen, versuchen Sie sie zu spreizen, krümmen Sie die Zehen, so weit es geht, und ziehen Sie dann die Zehen mit Kraft Richtung Fußrücken.

70 | *Die wohltuende Wirkung eines Fußbads ist schon sehr lange und in den unterschiedlichsten Kulturen bekannt.*

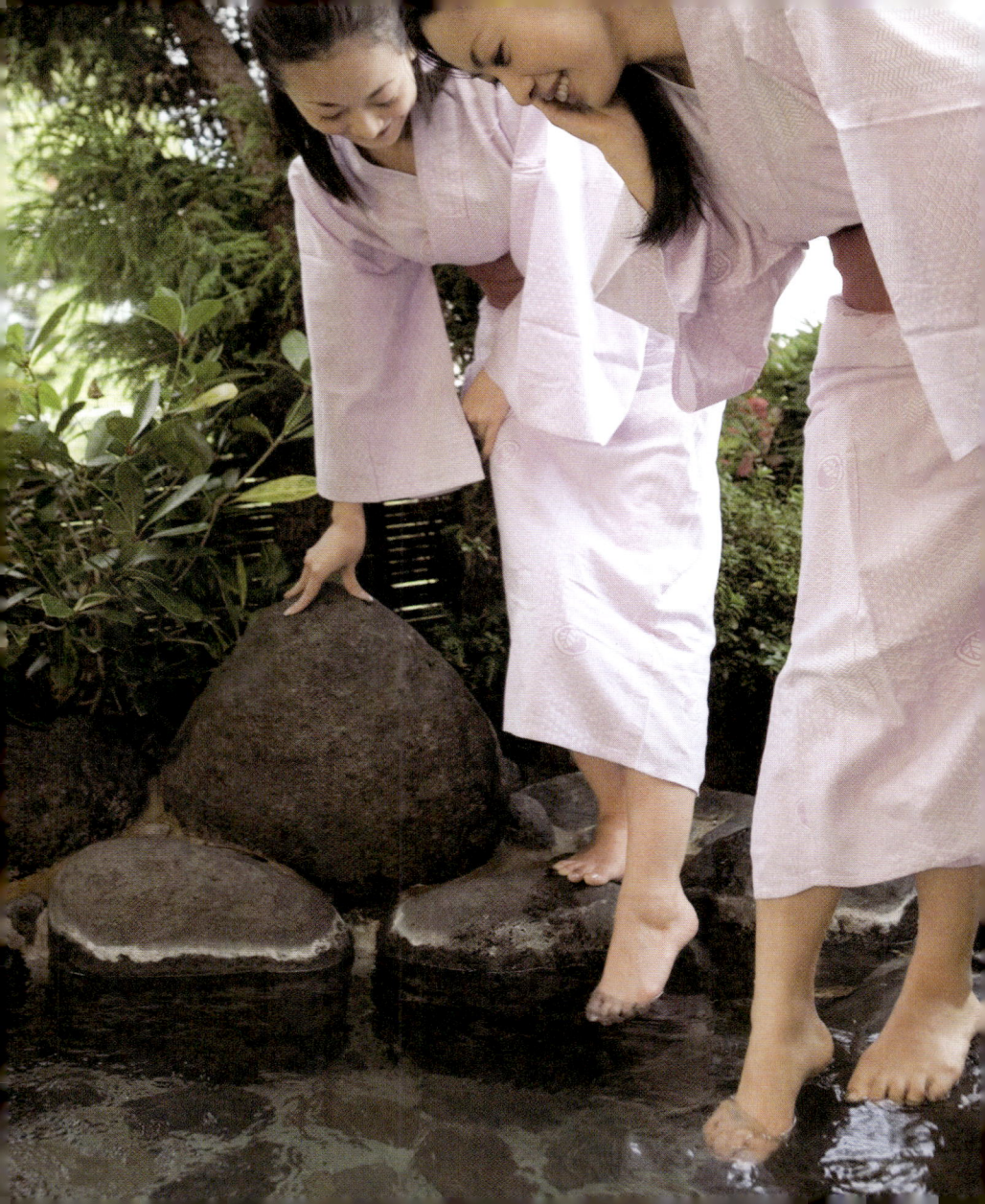

Legen Sie ein zusammengeknülltes Taschentuch auf den Boden, greifen Sie es mit den Zehen und legen Sie es ein Stück nebendran wieder ab. Wiederholen Sie das mehrfach mit beiden Füßen.

Auch eine Fußmassage wirkt wohltuend und durchblutungsfördernd. Die Massage können Sie sich selbst geben. Noch schöner ist es, wenn man das Vergnügen mit einem lieben Mitmenschen teilt und sich gegenseitig verwöhnt. Gönnen Sie sich dazwischen aber bitte ein bisschen Ruhezeit.

Regelmäßiges Saunieren stärkt den Stoffwechsel und sorgt für ein ausgeglicheneres Kälte-Wärme-Empfinden.

Gicht

Gicht ist eine typische Wohlstandskrankheit und steht in engem Zusammenhang mit zu reichlichem und zu fettem Essen. Es handelt sich um eine Störung des Purinstoffwechsels, die zu erhöhten Harnsäurewerten im Blut führt, der sogenannten Hyperurikämie. Hierdurch kommt es zu Ablagerungen von Harnsäurekristallen in Gelenken. Der Grenzwert ist 6,5 mg/dl.

Sehr häufig ist zuerst das Großzehengrundgelenk betroffen. Im akuten Gichtanfall kommt es zu Schwellung und Rötung des betroffenen Gelenkes, verbunden mit starken Schmerzen. Begleitende Symptome sind ein erhöhter Puls, Fieber, ein allgemeines Krankheitsgefühl, Kopfschmerzen und Erbrechen.

Unbehandelt kann es zu Folgeschäden kommen. Typisch ist das Auftre-

Krankheiten und Symptome,
die sich mit Quark positiv
beeinflussen oder heilen lassen

ten von Gichtknoten, die sowohl an Knochen als auch an inneren Organen auftreten und gefährliche Schäden verursachen können. Im Verlauf der Krankheit kann sich eine Gichtniere entwickeln.

Die Änderung des Lebenswandels ist ein wichtiger Schritt in eine gichtfreie Lebensphase. Besonders sollte der Verzehr von purinhaltigen Lebensmitteln eingeschränkt werden. Innereien haben einen besonders hohen Puringehalt, auf sie sollte man komplett verzichten. Alkohol ist häufig ein Auslöser von Gichtanfällen und sollte bei entsprechender Konstitution komplett weggelassen werden.

Milch und Milchprodukte sind purinfrei und können ohne Bedenken gegessen werden.

Was Sie tun können:

- Mit Quarkwickeln (siehe S. 40f.) können Sie die Schmerzen in den betroffenen Gelenken mildern und die Entzündungssymptome eindämmen. Durch den angeregten Stoffwechsel unterstützen Sie gleichzeitig den Abbau der Harnsäure im Gelenk.
- Zusätzlich können Sie mit einem Quark-Bad (siehe S. 29) oder einem Honig-Quark-Bad (siehe S. 30f.) den Stoffwechsel anregen und zur allgemeinen Stärkung Ihres Organismus beitragen. Ein Quark-Bad mit Schüßler-Salzen (siehe S. 30) kann Ihnen bei der Schmerztherapie helfen. Geeignet ist das Schüßler-Salz Nr. 7, Magnesium phosphoricum.

Was sonst noch helfen kann:

Eine Nulldiät ist bei Gichtanfälligkeit zu vermeiden, da durch den schnel-

Krankheiten und Symptome,
die sich mit Quark positiv
beeinflussen oder heilen lassen

len Körperfettabbau Ketonkörper gebildet werden, die die Ausscheidung von Harnsäure über die Niere hemmen. Wechseln Sie langfristig zu einer gesunden Ernährungsweise, dann nehmen Sie automatisch langsam und gesund ab.

Halsschmerzen

Leichte Halsschmerzen sind oft harmlos und klingen ohne Behandlung in kurzer Zeit wieder ab. Werden sie aber schlimmer und halten an, können sie ein Zeichen für eine Infektion bis hin zu einer Angina sein.

Meist gehen Halsschmerzen mit geröteten, eventuell auch geschwollenen Schleimhäuten im Hals- und Rachenraum einher. Das Schlucken fällt schwer und ist schmerzhaft, der Hals kratzt, es kommt zu gehäuftem Räuspern. Auch Heiserkeit kann auftreten.

Häufige Ursache für Halsschmerzen sind Viren oder Bakterien. Aber auch eine Überlastung der Stimmbänder oder äußere Reize wie Rauch, trockene Raumluft oder Staub können Halsschmerzen hervorrufen. In diesem Fall kann man meist relativ einfach die Ursache bekämpfen und der Hals wird sich schnell beruhigen.

Was Sie tun können:
- Machen Sie mehrmals täglich Quarkwickel (siehe S. 40f.) um den Hals.
- Zusätzlich können Sie Quarkeis (siehe S. 163) essen. Das beruhigt die gereizten Schleimhäute und tut auch der Seele gut.

Krankheiten und Symptome,
die sich mit Quark positiv
beeinflussen oder heilen lassen

- Sollte ein Kältegefühl mit den Halsschmerzen einhergehen, empfiehlt sich ein Fußbad mit Quark und Rosmarinöl (siehe S. 35f.).
- Um Ihre Abwehrkraft zu stärken, können Sie eine sechswöchige Quarkkur (siehe S. 47) machen.
- Achten Sie auf ausreichende Flüssigkeitszufuhr und schonen Sie Ihre Stimme.
- Eine gründliche Nachruhe nach einer Anwendung fördert die Genesung. Der Körper kann seine Selbstheilungskräfte in dieser Zeit aktivieren und Sie fühlen sich schnell wieder fit.

Hallux valgus

Gesunde große Zehen sind geradeaus gewachsen. Bei einer Abweichung um mehr als zehn Grad zu den restlichen Zehen spricht man vom Hallux valgus.

Oft sind zu enge und unbequeme Schuhe die Ursache, deshalb gilt: Bei beginnendem Hallux valgus auf jeden Fall sofort auf bequeme breite Schuhe umsteigen! Eventuell können orthopädische Einlagen notwendig sein. Auch Fußgymnastik ist als eine der ersten Maßnahmen bei beginnendem Hallux valgus wichtig.

Was Sie tun können:
- Mit Quarkwickeln (siehe S. 40f.) können Sie die Schmerzen in dem betroffenen Gelenk mildern und eventuelle Entzündungssymptome eindämmen.

Krankheiten und Symptome,
die sich mit Quark positiv
beeinflussen oder heilen lassen

- Auch ein Fußbad mit Quark und Lavendelöl (siehe S. 36) kann wohltuend wirken.
- Mit bequemen Schuhen können Sie einer Fehlstellung und Fußproblemen vorbeugen.

Hände, raue, gereizte

Besonders im Winter ist die Haut an den Händen starken Belastungen ausgesetzt und wird oft rau oder gereizt. Das kann bis zu aufgesprungenen Stellen besonders an den Fingerknöcheln gehen.

Was Sie tun können:
- Bei rauen Händen empfiehlt sich einmal täglich ein Handbad. Das führen Sie genau so durch wie ein Fußbad mit Quark (siehe S. 35).
- Ein- bis zweimal wöchentlich können Sie das Handbad mit einem Quarkwickel (siehe S. 40f.) ergänzen.

Hautreizungen

Rötungen, juckende Stellen, Pickelchen, sie können unzählige Ursachen haben. Kälte, Hitze, Stress, Allergien, Medikamente, Kosmetika … es ist unmöglich, sämtliche möglichen Gründe zu nennen. Ist die Ursache bekannt, sollte diese natürlich behoben bzw. behandelt werden. Oft kommt es aber auch zu kleineren Hautirritationen, bei denen gar nicht mehr ge-

Krankheiten und Symptome,
die sich mit Quark positiv
beeinflussen oder heilen lassen

klärt werden kann, was die Ursache war, oder bei denen der Grund dafür bereits weggefallen ist. Zurück bleibt für ein paar Stunden bis Tage eine gereizte Haut, die besonderer Pflege bedarf.

Vermeiden Sie auf jeden Fall weitere Reizungen, wenn Ihre Haut bereits angegriffen ist. Das heißt vor allem: Kein Sonnenbaden und möglichst auch nicht in die Sauna gehen.

Was Sie tun können:
- Wenn es sich um kleinere gereizte Hautstellen handelt, können Sie sehr gut einmal täglich einen Quarkwickel anlegen (siehe S. 40f.).
- Bei größeren betroffenen Gebieten bieten sich Bäder an.
  Hier können Sie wählen zwischen dem Quark-Bad (siehe S. 29), dem Buttermilch-Bad (siehe S. 31f.), dem Joghurt-Bad (siehe S. 33), dem Molke-Bad (siehe S. 34) oder auch einem Honig-Quark-Bad (siehe S. 30f.). Probieren Sie einfach aus, welches Ihr persönlicher Favorit ist.

Heiserkeit

Genau wie bei Halsschmerzen muss man sich auch bei einer kurzen Heiserkeit keine Sorgen machen. Oft ist das harmlos und die Stimme bleibt nur für ein paar Stunden kratzig und heiser. Sollte sie aber anhalten, könnte auch etwas Ernsteres dahinterstecken. In diesem Fall ist eine ärztliche Diagnose sinnvoll. Häufig treten Heiserkeit und Halsschmerzen gemeinsam auf. Oft sind dann die Schleimhäute im Hals- und Rachenraum gerötet und eventuell geschwollen. Hinzu kommen dann

*Krankheiten und Symptome,
die sich mit Quark positiv
beeinflussen oder heilen lassen*

meist Schluckbeschwerden und ein Kratzen im Hals. Dem liegt dann fast immer eine Infektion mit Bakterien oder Viren zugrunde.

Es kann sich aber auch um eine Überbeanspruchung der Stimme oder eine Reizung durch Rauchen, trockene Raumluft oder Staub handeln. Schalten Sie äußere Ursachen nach Möglichkeit aus.

Was Sie tun können:

- Machen Sie mehrmals täglich Quarkwickel (siehe S. 40f.).
  Zusätzlich können Sie Quarkeis (siehe S. 163) essen. Das beruhigt die gereizten Schleimhäute und tut auch der Seele gut.
- Falls Sie spüren, dass die Heiserkeit ein Vorbote für eine Erkältung ist, können Sie als vorbeugende Maßnahme ein Fußbad mit Quark und Rosmarinöl (siehe S. 35f.) machen.
- Um Ihre Abwehrkraft zu stärken, können Sie eine sechswöchige Quarkkur (siehe S. 47) machen.

Was Sie sonst noch tun können:

Achten Sie auf ausreichende Flüssigkeitszufuhr und schonen Sie Ihre Stimme. Beim Beginn eines Infekts können Sie es auch mit dem Schüßler-Salz Ferrum phosphoricum D12 probieren. Lutschen Sie alle fünf Minuten eine Tablette, bis Sie eine Besserung spüren. Sobald Beschwerden wiederkehren, lutschen Sie weitere Tabletten.

Eine gründliche Nachruhe nach den Anwendungen fördert die Genesung.

*Krankheiten und Symptome,
die sich mit Quark positiv
beeinflussen oder heilen lassen*

Husten

Bei Husten handelt es sich um eine sinnvolle Maßnahme des Körpers, auch wenn der Betroffene ihn meist als lästig und unangenehm empfindet. Mithilfe des Hustens versucht der Organismus, sich von Bakterien, Viren oder Fremdstoffen zu befreien. Er ist ein Schutzreflex.
Sehr oft tritt Husten im Laufe einer Erkältung auf. Bakterien oder Viren greifen die Schleimhäute an, es kommt zu einer vermehrten Schleimbildung, und der natürliche Reflex ist es, diesen Schleim loszuwerden. Der Husten beginnt.
Es können aber auch äußere Reize einen Husten verursachen. Hohe Ozonwerte können zum Beispiel einen Reizhusten auslösen. In diesem Fall sollten Sie körperliche Belastung in der Zeit mit hohen Ozonwerten meiden.

Was Sie tun können:
- Machen Sie zweimal täglich einen Quarkwickel (siehe S. 40f.).
- Ein Quark-Bad (siehe S. 29) oder auch ein Quark-Bad mit Schüßler-Salzen ist ebenfalls empfehlenswert. Im Falle von Husten könnten das Schüßler-Salz Nr. 7, Magnesium phosphoricum, und auch Nr. 2, Calcium phosphoricum, gewählt werden.
- Bei allgemeiner Abgeschlagenheit empfiehlt sich ein Fußbad mit Quark und Rosmarinöl (siehe S. 35f.).
- Zur Stärkung Ihrer Abwehrkraft sollten Sie eine sechswöchige Quark-kur (siehe S. 47) durchführen.

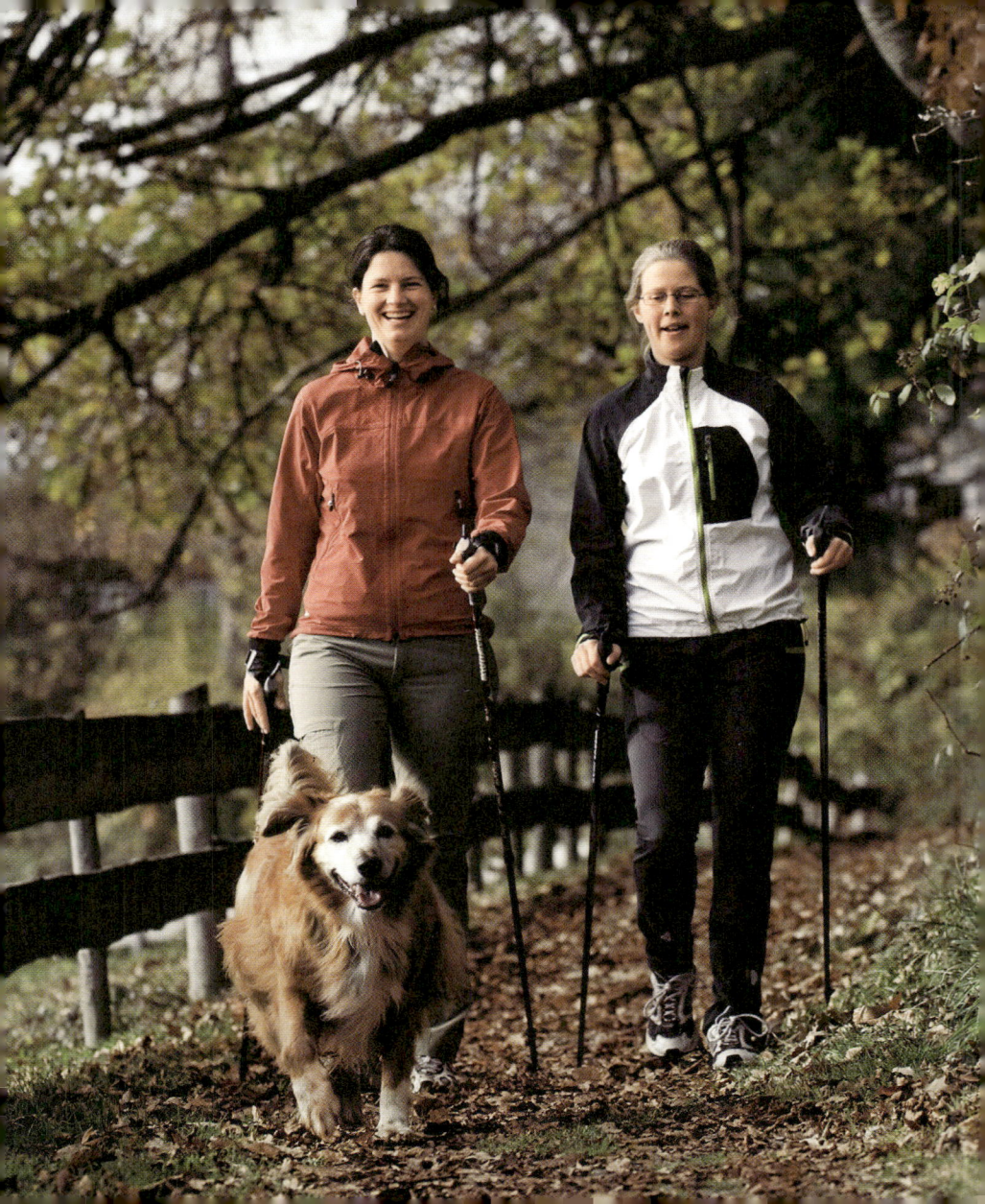

*Krankheiten und Symptome,
die sich mit Quark positiv
beeinflussen oder heilen lassen*

Immunsystem, schwaches

Ein schwaches Immunsystem ist keine Krankheit, aber es führt zu einer vermehrten Krankheitsanfälligkeit. Beeinflusst wird das Immunsystem von vielen Faktoren, unter anderem durch den Lebenswandel. Menschen brauchen ausreichend Schlaf, Bewegung, frische, gesunde Kost, Ruhe und Gelassenheit. Negativ ausgedrückt: Durch Stress und Fast Food verringern Sie Ihre Abwehrkräfte.

Aber auch Krankheiten wie Diabetes oder Aids, Medikamente oder medizinische Behandlungen können die Immunabwehr schwächen.

Was Sie tun können:
- Zur Stärkung Ihrer Abwehrkraft sollten Sie eine sechswöchige Quarkkur (siehe S. 47) durchführen. Falls sich aufgrund der Immunschwäche ein Pilz gebildet hat, kann dieser ebenfalls gut mit Quark behandelt werden (siehe S. 100f.).
- Zweimal wöchentlich ein Quark-Bad (siehe S. 29) oder ein Honig-Quark-Bad (siehe S. 30f.) stärkt den Stoffwechsel und damit das Immunsystem und pflegt die Haut.

Was sonst noch helfen kann:
Regelmäßiges Saunieren stärkt die Abwehrkräfte.
Achten Sie auf eine ausgewogene Ernährung mit ausreichend Vitaminen.
Regelmäßige Bewegung, flotte Spaziergänge und auch Sport stärken die Immunabwehr.
Sie können Ihr Immunsystem auch durch das Schüßler-Salz Ferrum

*Ein schwaches Immunsystem wird auch durch flotte
Spaziergänge unterstützt.*

*Krankheiten und Symptome,
die sich mit Quark positiv
beeinflussen oder heilen lassen*

phosphoricum D12 stärken. Nehmen Sie mehrere Wochen lang täglich fünf Tabletten ein – lutschen Sie sie über den Tag verteilt.

Insektenstich

Vom harmlosen Mückenstich bis zum schmerzhaften Wespenstich – in den Sommermonaten ist man vor Insektenstichen nicht sicher. Meist kommt es zu juckenden, manchmal aber auch zu heftigeren Reaktionen.

Leichte Reaktion:

Rötung und/oder Schwellung an der Einstichstelle.

Mittlere Reaktion:

Starke Rötung und Schwellung an der Einstichstelle, die länger als 24 Stunden anhält und sich eventuell auf eine größere Fläche ausdehnt. Bei einer mittleren Reaktion kann es zu Nesselausschlag (nicht auf die Einstichstelle begrenzt), Gesichtsschwellung, Juckreiz am Körper, Übelkeit und leichter Atemnot kommen. Der Kreislauf bleibt stabil.

Schwere Reaktion:

An dieser Stelle wird es ernst. Es kann zu starker Übelkeit mit Erbrechen, deutlicher Atemnot, Zusammenbruch des Kreislaufs bis zum Schock kommen. Der Zustand ist lebensbedrohlich. Begeben Sie sich umgehend in ärztliche Behandlung!

Achtung: Auch bei Menschen, die noch nie allergisch reagiert haben, kann plötzlich eine schwere Reaktion vorkommen.

*Krankheiten und Symptome,
die sich mit Quark positiv
beeinflussen oder heilen lassen*

Was Sie tun können:

- Leichte Reaktionen können sehr gut selbst therapiert werden. Hier bietet sich ein Quarkwickel (siehe S. 40f.) an. Sobald der Verdacht auf eine stärkere Reaktion aufkommt, sollte ärztliche Hilfe in Anspruch genommen werden.

Vorbeugung gegen Insektenstiche:

- Nicht aus Dosen trinken.
- Im Freien auf süße Getränke und Speisen verzichten.
- Nicht barfuß über Wiesen gehen.
- Keine bunte Kleidung tragen, da diese Bienen anlockt.
- Nicht nach Wespen, Bienen und Hummeln schlagen, ruhig abwarten, bis sich das Insekt von alleine entfernt.
- Nicht in der Nähe von Abfalleimern oder Obstbäumen aufhalten.
- Auf Parfüm und parfümierte Kosmetika verzichten.
- Fenster mit Insektengittern sichern.

Konzentrationsstörungen

Konzentrationsstörungen können verschiedene Ursachen haben. Vorübergehende Störungen lassen sich oft auf Schlafmangel, Stress, Überforderung, zu wenig Trinken und Essen oder ablenkende Umwelteinflüsse zurückführen. Hier muss man sich nur der Ursache bewusst werden und kann diese meist abstellen.

Es kann sich aber auch um ein Symptom einer Erkrankung handeln. Kin-

*Krankheiten und Symptome,
die sich mit Quark positiv
beeinflussen oder heilen lassen*

der mit dem AD(H)S-Syndrom leiden an Konzentrationsstörungen, auch Hormonstörungen, Vitamin- oder Mineralstoffmangel, Blutdruckprobleme oder Kopfschmerzen bis hin zu Hirntumoren können Konzentrationsstörungen hervorrufen. Bei länger anhaltenden Problemen ist es immer ratsam, einen medizinischen Check-up durchführen zu lassen, um die Ursache herauszufinden.

Was Sie tun können:

- Um den Organismus umzustimmen, kann eine Molkekur (siehe S. 47f.) hilfreich sein.
- Im Anschluss führen Sie eine sechswöchige Quarkkur (siehe S. 47) durch.
- Regelmäßige Quarkbäder (siehe S. 29) oder Molke-Bäder (siehe S. 34) stärken den Stoffwechsel und können sich positiv auf die Konzentration auswirken.
- Bei einer Konzentrationsschwäche aufgrund von Müdigkeit oder Erschöpfung kann ein Fußbad mit Quark und Rosmarinöl (siehe S. 35f.) Ihnen über den Tiefpunkt hinweghelfen. Denken Sie aber daran, dass Ihr Körper auch Pausen braucht. Dauerhafte Überforderung ist gesundheitsschädlich.

Was sonst noch helfen kann:

Kurze Pausen zwischen der Arbeit können Wunder wirken. Öffnen Sie z. B. ein Fenster, machen Sie eine kleine Entspannungsübung oder gehen Sie ein paar Schritte. So erfrischt können Sie wieder konzentrierter arbeiten.

Krankheiten und Symptome,
die sich mit Quark positiv
beeinflussen oder heilen lassen

Kopfschmerzen

Kopfschmerzen hat fast jeder Mensch hin und wieder. Sie treten von leicht bis beinahe unerträglich in sehr unterschiedlicher Intensität auf. Es geht vom Wetterkopfweh über Spannungsschmerzen bis hin zur Migräne.

Meist treten die Schmerzen sporadisch auf und lassen sich oft zurückführen auf Stress oder Schlafmangel, eine Grunderkrankung wie eine Erkältung, auf Flüssigkeitsmangel oder auch zu viel Alkohol am Vortag. Hier ist der direkte Zusammenhang klar, es liegt keine ernste Ursache zugrunde und die Kopfschmerzen verschwinden relativ schnell wieder.

Sie können mit einfachen Hausmitteln (wie z.B. Quark, s. unten) nachhelfen und die Kraft der Natur nutzen.

Anders ist es bei plötzlich auftretenden Kopfschmerzen. Wenn diese von Übelkeit und Nackensteife begleitet werden, sollten Sie auf jeden Fall zum Arzt gehen. Das Gleiche gilt bei chronischen, immer wiederkehrenden Beschwerden oder starker Migräne.

Lassen Sie die Ursache zu Ihrer eigenen Sicherheit abklären.

Was Sie tun können:

- Bei Kopfschmerzen wirkt ein Quarkwickel (siehe S. 40f.) auf der Stirn oder im Nackenbereich oft wohltuend.
- Auch ein Fußbad mit Quark und Rosmarinöl (siehe S. 35f.) kann Erleichterung bringen und Sie vom Schmerz befreien. Bei häufig auftretenden Kopfschmerzen, die auf jeden Fall ärztlich abgeklärt werden sollten, können Sie es über einen längeren Zeitraum hinweg zwei- bis dreimal wöchentlich durchführen.

Krankheiten und Symptome,
die sich mit Quark positiv
beeinflussen oder heilen lassen

Magenreizung

Ärger und Stress schlagen auf den Magen. Neben diesen beiden Faktoren sind es häufig ungesunde Ernährungsgewohnheiten, Alkohol, Nikotin oder auch Umwelteinflüsse, die den Magen belasten. Er wird im wahrsten Sinne des Wortes sauer, das heißt, er produziert zu viel Magensäure. Druck- und Völlegefühl nach dem Essen, Sodbrennen und saures Aufstoßen, Brennen und Schmerzen im Oberbauch und auch Übelkeit können Hinweise auf eine Magenreizung sein. Dies gilt besonders dann, wenn die Beschwerden bei seelischer Belastung vermehrt auftreten oder stärker werden.

Eine schulmedizinische Abklärung ist auf jeden Fall ratsam.

Besonders wenn Symptome wie schwarzer Stuhlgang, schwarzes Erbrechen oder eine starke Beeinträchtigung des Allgemeinbefindens auftreten, sollte ein Arzt aufgesucht werden!

Was Sie tun können:

- Um den Magen zu stärken, können Sie eine Quarkkur (siehe S. 47) durchführen.
- Auch regelmäßige Quark-Bäder (siehe S. 29) tun gut und können den Organismus stärken.
- Sollten Sie unter Stress leiden, kann Ihnen ein tägliches Fußbad mit Quark und Lavendelöl (siehe S. 36) etwas Entspannung bringen.

Krankheiten und Symptome,
die sich mit Quark positiv
beeinflussen oder heilen lassen

Magenschleimhautentzündung

Bei der Magenschleimhautentzündung unterscheidet man zwischen der akuten und der chronischen Form.

Normalerweise ist die Magenschleimhaut durch einen Schutzfilm vor der aggressiven Magensäure und den Verdauungsenzymen geschützt.

Durch verschiedene Dinge kann dieser Schutzfilm beschädigt werden, die Magenschleimhaut wird angegriffen und entzündet sich. Heute weiß man, dass einer der häufigsten Auslöser das Bakterium Helicobacter pylori ist. Nachgewiesen wird der Erreger durch einen Atemtest oder im Zuge einer Magenspiegelung. Aber auch ein ungesunder Lebenswandel, Medikamente oder Umwelteinflüsse können eine Magenschleimhautentzündung auslösen.

Es gibt eine Vielzahl an Symptomen, die auftreten können, aber nicht müssen. Gerade chronische Entzündungen verlaufen oft still und ohne deutliche Beschwerden zu verursachen.

Mögliche Symptome:

- Schmerzen und Druckempfindlichkeit im Oberbauch
- Völlegefühl
- Appetitlosigkeit
- Übelkeit, manchmal auch Erbrechen
- Aufstoßen
- belegte Zunge, schlechter Mundgeschmack
- Verstärkung der Symptome durch Essen
- Blähungen

Auf jeden Fall sollte eine Magenschleimhautentzündung behandelt wer-

Krankheiten und Symptome,
die sich mit Quark positiv
beeinflussen oder heilen lassen

den, da sonst Folgeschäden auftreten können. Vermeidung von Reizen wie fettes und scharfes Essen, Alkohol, Kaffee und Nikotin sind Maßnahmen, die Betroffene selbst ergreifen können.

Was Sie tun können:
- Um den Magen zu stärken, können Sie eine Quarkkur (siehe S. 47) durchführen. Diese kann therapiebegleitend stattfinden, da eine Magenschleimhautentzündung ärztlich behandelt werden sollte.
- Regelmäßige Quark-Bäder (siehe S. 29) tun gut und können den Organismus stärken.
- Sollten Sie unter Stress leiden, kann Ihnen ein tägliches Fußbad mit Quark und Lavendelöl (siehe S. 36) etwas Entspannung bringen.

Was sonst noch helfen kann:
Preiselbeer- oder Cranberrysaft wirkt schleimhautstärkend. Trinken Sie dreimal täglich ein kleines Glas Saft. In Bioläden, Reformhäusern und Apotheken bekommen sie trinkfertige Säfte.
Auch Tee tut gut. Besonders geeignet sind Kamille, Fenchel, Kümmel oder Preiselbeere.

Migräne

Manche Migränepatienten beschreiben ihre Anfälle als »Gewitter im Kopf«. Migräne ist ein anfallsartig auftretender Kopfschmerz, der regelmäßig wiederkehrt.

Migräne wird oft als »Gewitter im Kopf« beschrieben.

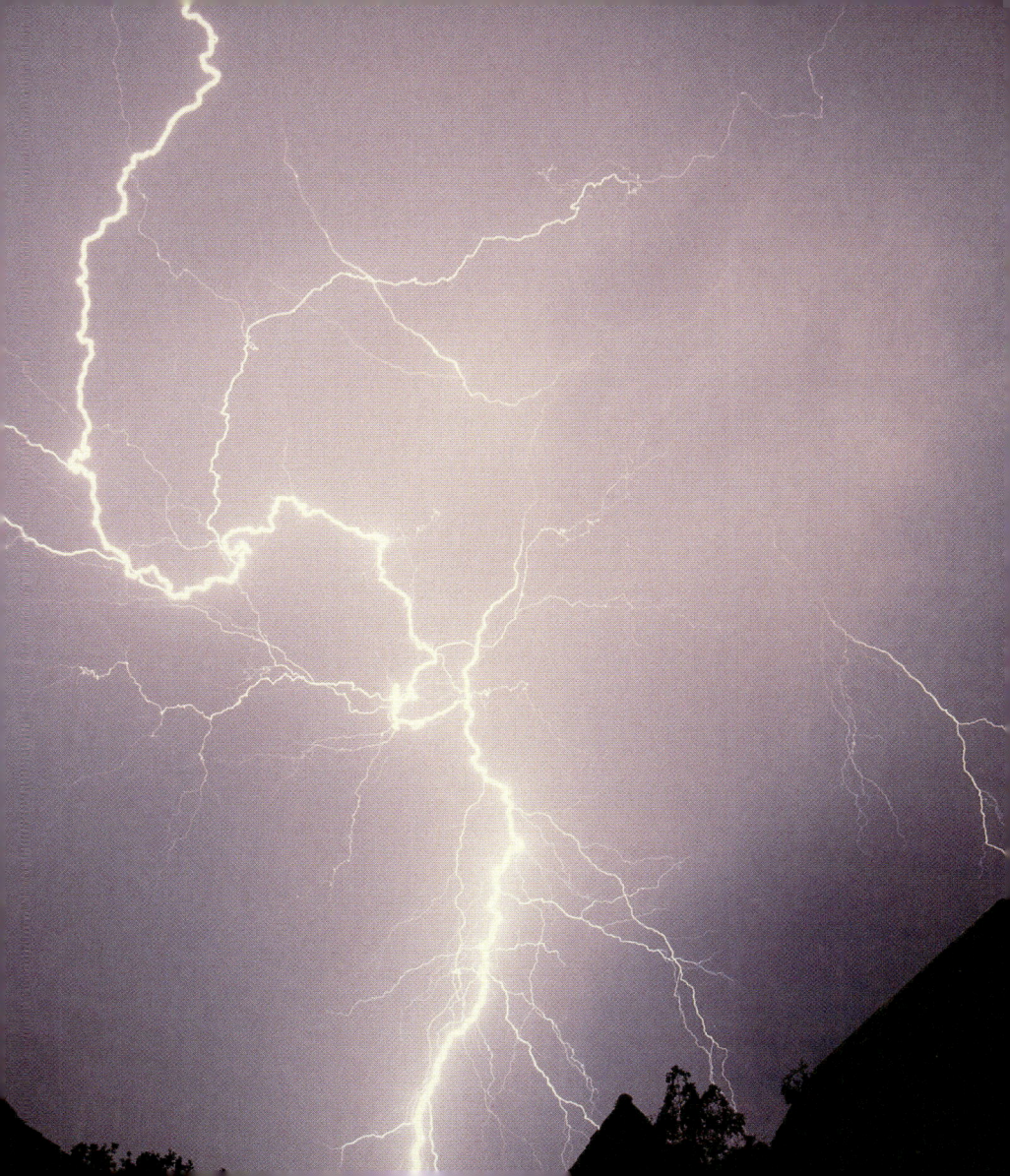

*Krankheiten und Symptome,
die sich mit Quark positiv
beeinflussen oder heilen lassen*

Fast immer ist Migräne einseitig und wird von Übelkeit, Erbrechen und Kreislaufproblemen begleitet. Der Kopfschmerz wird als pulsierend empfunden. Es kann zu Sehstörungen, totaler Lichtempfindlichkeit und einer allgemeinen extremen Reizempfindlichkeit kommen. In ganz schlimmen Fällen wird der Schmerz für den Betroffenen beinahe unerträglich.

Die Ursachen für Migräneanfälle sind in den meisten Fällen nicht eindeutig bekannt, was eine Therapie natürlich erschwert.

Was Sie tun können:
Während des akuten Anfalls sind Bettruhe und Dunkelheit hilfreich. Migränepatienten können in der anfallsfreien Zeit ihren Organismus positiv beeinflussen und so eine Umstimmung erreichen.

Eine gesunde und positive Lebensführung wirkt sich oft auch auf Migräneanfälle aus, die leichter verlaufen oder auch in größeren Abständen auftreten können. Im Idealfall kann es zum Ausbleiben weiterer Anfälle kommen.

- Führen Sie zuerst eine Entgiftung mithilfe einer Molkekur (siehe S. 47f.) durch und im Anschluss eine sechswöchige Quarkkur (siehe S. 47).
- Ein- bis zweimal wöchentlich ein Quark-Bad (siehe S. 29) oder ein Honig-Quark-Bad (siehe S. 60f.) wirkt stoffwechselanregend und unterstützt bei der Entgiftung.
- Gerade bei Kopfschmerzen in allen Ausprägungen haben sich Fußbäder bewährt. Hier kommt es auf Sie an. Probieren Sie aus, ob Ihnen

Krankheiten und Symptome,
die sich mit Quark positiv
beeinflussen oder heilen lassen

ein Fußbad mit Quark und Lavendelöl (siehe S. 36) oder ein Fußbad mit Quark und Rosmarinöl (siehe S. 35f.) besser bekommt und nehmen Sie dieses dann über einen längeren Zeitraum täglich. Wichtig ist hierbei, dass Sie wirklich länger dabei bleiben. Eine einmalige oder sporadische Anwendung tut zwar gut, bringt aber meist nicht den gewünschten Erfolg.

Müdigkeit

Jeder Mensch ist hin und wieder müde. Das ist ein ganz normales physiologisches Geschehen und wird durch Schlafmangel, Überarbeitung oder Verausgabung beim Sport verursacht.

Es gibt aber auch Personen, die von einer Dauermüdigkeit betroffen sind. Hier geht das Schlafbedürfnis über das normale Maß eines Erwachsenen – sechs bis neun Stunden – hinaus.

Verursacht werden kann eine chronische Müdigkeit zum Beispiel durch Vitamin- oder Mineralstoffmangel. Es können natürlich auch Erkrankungen zugrunde liegen.

Oft tritt eine vermehrte Müdigkeit auch im Zusammenhang mit dem Jahreszeitenwechsel im Frühjahr oder Herbst auf.

Auf jeden Fall sollte man eine länger anhaltende auffällige Müdigkeit ärztlich abklären lassen.

Was Sie tun können:
Ein gesunder Lebenswandel stärkt den Körper und kann für ausreichend

Krankheiten und Symptome,
die sich mit Quark positiv
beeinflussen oder heilen lassen

Energie sorgen. Besonders wichtig ist eine gesunde, ausgewogene Ernährung.

- Um den Organismus umzustimmen, kann eine Molkekur (siehe S. 47f.) hilfreich sein.
- Im Anschluss führen Sie eine sechswöchige Quarkkur (siehe S. 47) durch.
- Regelmäßige Quarkbäder (siehe S. 29) oder auch Molke-Bäder (siehe S. 34) stärken den Stoffwechsel und können sich positiv auf das Allgemeinbefinden auswirken.
- Bei Müdigkeit kann ein Fußbad mit Quark und Rosmarinöl (siehe S. 35f.) Ihnen über den Tiefpunkt hinweghelfen. Denken Sie aber daran, dass dauerhafte Überforderung gesundheitsschädlich ist.

Muskelkater

Schnell hat man sich beim Sport übernommen, eine zu anstrengende Wanderung gemacht oder seinen Körper sonstwie überfordert. Hierfür bekommt man ein bis zwei Tage nach der Überforderung die Quittung in Form von Muskelkater.

Oft sind es Sportanfänger, die es trifft, da sie das rechte Maß noch nicht wahren können, ihre persönlichen Grenzen noch nicht kennen.

Regelmäßige Betätigung sorgt für eine höhere Belastbarkeit der Muskulatur, damit beugen Sie Muskelkater vor.

Wenn es aber nun passiert ist, dann bietet Ihnen Quark wieder eine gute Möglichkeit zur Ersten Hilfe.

Krankheiten und Symptome,
die sich mit Quark positiv
beeinflussen oder heilen lassen

Was Sie tun können:

- Wenn der Muskelkater auf eine Region begrenzt ist, können Sie gut mit Quarkwickeln (siehe S. 40f.) arbeiten. Zum Beispiel bei Wadenmuskelkater nach längerem Bergabgehen.
- Sehr wohltuend ist eine Massage mit Quark-Öl (siehe S. 37f.) oder auch eine Klopfmassage mit Quark (siehe S. 38f.).

Wenn Sie niemanden haben, der Ihnen die Massage geben kann, dann können Sie auch problemlos auf ein Quark-Bad oder ein Quark-Bad mit Schüßler-Salzen (siehe S. 29f.) zurückgreifen. Geeignete Schüßler-Salze bei Muskelkater sind Nr. 7, Magnesium phosphoricum, Nr. 9, Natrium phosphoricum, und Nr. 3, Ferrum phosphoricum.

Gönnen Sie sich eine angemessene Nachruhe nach den Anwendungen (etwa 15–30 Minuten), Ihr Körper und die geschundenen Muskeln werden es Ihnen danken.

Nebenhöhlenentzündung

Die Hohlräume im Knochen des Gesichtes nennt man Nebenhöhlen. Es gibt die Kieferhöhlen und die Stirnhöhlen.

Diese Hohlräume sind mit Schleimhaut ausgekleidet. Während einer Erkältung schwellen die Schleimhäute an, der Abfluss von Sekret wird behindert und es kommt zu einem Stau. Hier können sich Bakterien ansiedeln und in der Folge entzünden sich die Schleimhäute.

Kopfschmerzen, Fieber, eine verstopfte Nase und Schmerzen im Bereich

Krankheiten und Symptome,
die sich mit Quark positiv
beeinflussen oder heilen lassen

der Nebenhöhlen, die beim Vornüberbeugen schlimmer werden, können die Folge sein. Der Gesichtsknochen wird klopfempfindlich und das Allgemeinbefinden ist schlecht. Abgeschlagenheit und Müdigkeit machen den Betroffenen zu schaffen.

Eine Nebenhöhlenentzündung ist eine Erkrankung, die man nicht auf die leichte Schulter nehmen sollte. Wird sie verschleppt, kann es zu schwerwiegenden Folgeerkrankungen kommen.

Bei Beschwerden, die länger als drei Tage anhalten, sollten Sie auf jeden Fall zu einem Heilpraktiker oder Arzt gehen.

Trinken Sie deutlich mehr als üblich und schonen Sie sich. Ihr Körper braucht die Kraft für die Heilung.

Was Sie tun können:

- Machen Sie mehrmals täglich Quarkwickel (siehe S. 40f.). Das Wickeln ist im Bereich der Wangen etwas umständlich. Entweder Sie wickeln so schräg, dass Ihre Augen dabei auch bedeckt werden. In diesem Fall können Sie die Behandlungszeit direkt als Ruhephase nutzen. Oder Sie machen einfach nur eine Quarkauflage. Dabei müssen Sie dann zwar auch liegen bleiben, weil die Auflage sonst verrutscht, aber Sie können in der Zeit zumindest etwas sehen.

Welche Methode ist die beste?

Beide Methoden haben ihre Vorteile. Während Sie bei verdeckten Augen die visuellen Reize ausschalten und dadurch zu mehr Ruhe kommen, können Sie mit den Auflagen, bei denen die Augen frei bleiben, die Zeit nutzen und ein Buch lesen.

*Krankheiten und Symptome,
die sich mit Quark positiv
beeinflussen oder heilen lassen*

Es gibt auch noch die Möglichkeit, nur den Quark dick aufzustreichen, damit wären Sie mobil. Aber da bei dieser Anwendung der Faktor Ruhe absolut zu kurz kommt, ist sie nicht zu empfehlen.

• Zur Stärkung Ihrer Abwehrkraft sollten Sie nach Abklingen der Erkrankung eine sechswöchige Quarkkur (siehe S. 47) durchführen.

Was sonst noch helfen kann:
Mit Inhalationen können Sie das Abklingen der Entzündung fördern. Geeignete Inhalationsmittel sind Salz, Kamille oder auch Pfefferminz.
Auch Nasenspülungen können wohltuend sein. Die Nasenspülkanne und das passende Salz bekommen Sie in jeder Apotheke.

Nervenschmerzen

Nervenschmerzen treten oft unvermittelt auf. Bei diesen sogenannten Neuralgien sind die Nerven irritiert und senden falsche Signale an das Schmerzzentrum. Die Folge kann ein Dauerschmerz sein, es kann aber auch zwischendurch schmerzfreie Phasen geben. Oft ist die schmerzende Stelle berührungsempfindlich, es kann ein Taubheitsgefühl oder Kribbeln auftreten.
Auf jeden Fall sollte die Ursache abgeklärt werden. Möglich sind Entzündungen, Narben, Wucherungen, Nebenwirkung von Medikamenten oder Reizung durch Überlastung.

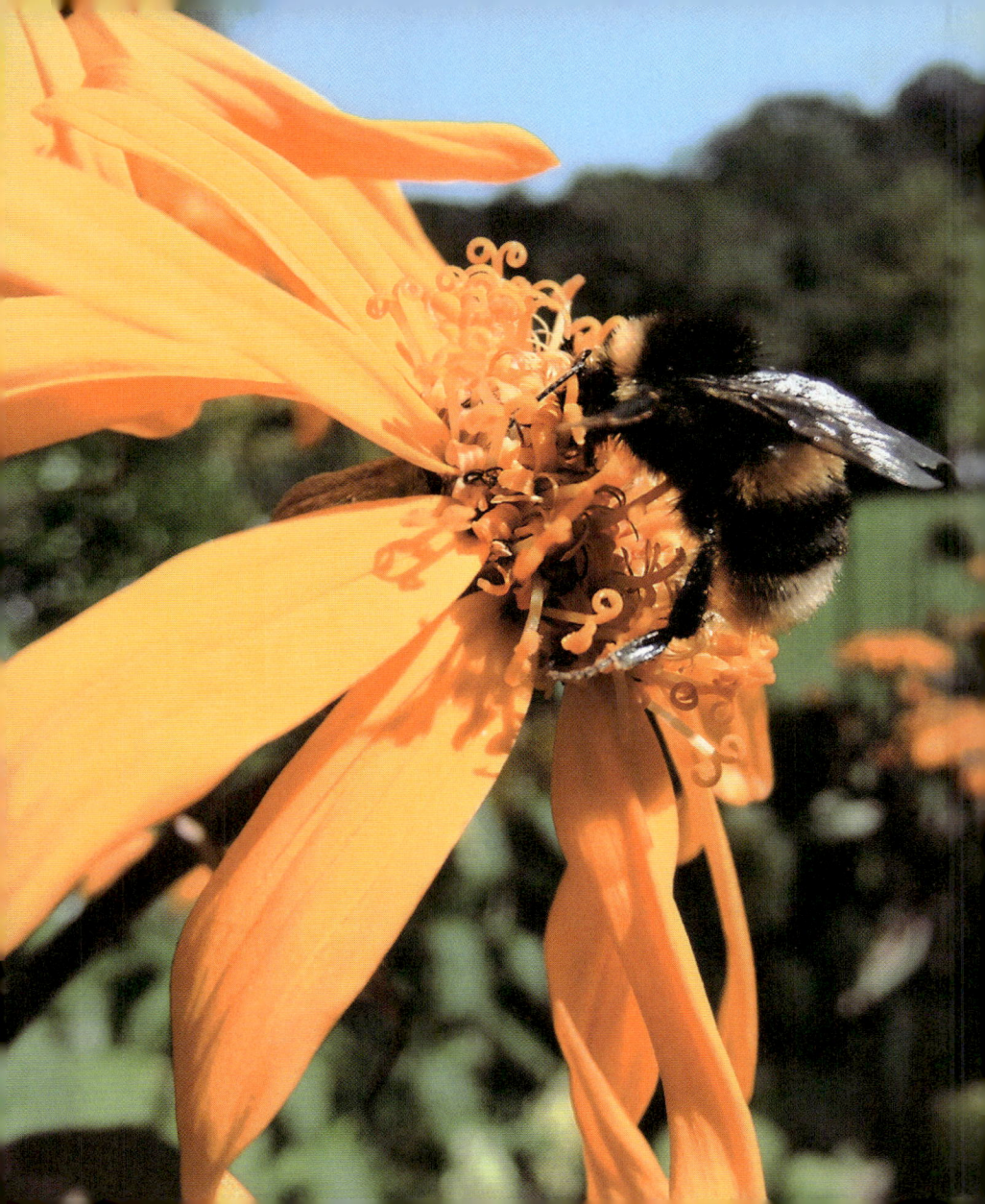

*Krankheiten und Symptome,
die sich mit Quark positiv
beeinflussen oder heilen lassen*

Was Sie tun können:
Quarkwickel (siehe S. 40f.) können Erleichterung bringen, den Schmerz lindern und die gereizten Nerven beruhigen.
Probieren Sie aus, ob Sie Kälte oder Wärme besser vertragen, und bereiten Sie den Wickel dementsprechend kalt oder lauwarm zu.

Neurodermitis

Bei der Neurodermitis handelt es sich um eine chronische, schubweise auftretende Hauterkrankung. Typisch sind eine trockene, schuppige Haut und der starke Juckreiz. Neurodermitis ist nicht ansteckend. Die Ursachen für die Erkrankung sind nicht bekannt. Neben vielen auslösenden Faktoren ist vor allem die erbliche Veranlagung ausschlaggebend. Auslöser sind überschießende Abwehrreaktionen auf ursprünglich harmlose Dinge wie Nahrungsmittel, Hausstaub oder Pollen, aber auch psychische Faktoren wie Stress, Ärger oder Ängste.

Was Sie tun können:
- Machen Sie zwei- bis dreimal wöchentlich ein Quark-Bad (siehe S. 29) oder ein Quark-Bad mit Honig (siehe S. 30f.).
- Besonders betroffene Stellen können zusätzlich mit Quarkwickeln (siehe S. 40f.) behandelt werden.

*Pollen, die die Biene hier so eifrig sucht, können
bei Menschen mit Neurodermitis einen weiteren
Krankheitsschub auslösen.*

Krankheiten und Symptome,
die sich mit Quark positiv
beeinflussen oder heilen lassen

Ödeme

Ein Ödem ist eine Wasseransammlung im Gewebe. In leichter Erscheinungsform hat das fast jeder schon mal gehabt, zum Beispiel verquollene Augen nach einer langen alkoholträchtigen Nacht und kurzem Schlaf – oder dicke Füße bei sommerlicher Hitze. Bei einem ausgeprägten Ödem entsteht ein Spannungsgefühl, und wenn Arme oder Beine betroffen sind, fühlen diese sich schwer an.

Neben den üblichen Ursachen wie einer durchzechten Nacht oder einem Insektenstich kann ein Ödem sehr viele unterschiedliche Ursachen haben. Es kann eine Reaktion auf Medikamente sein oder es kann eine Grunderkrankung vorliegen. Dies sollte immer ärztlich abgeklärt werden.

Auch Lunge oder Gehirn können von einem Ödem betroffen sein. Dies sind lebensbedrohliche Situationen. Hinweise darauf können zum Beispiel sein: akute Atemnot, Verwirrtheit, Bewusstlosigkeit oder Einnässen. Hier muss auf jeden Fall sofort ärztliche Hilfe geholt werden. Auf diese Formen wird im Weiteren nicht eingegangen, da hier Selbsttherapie nicht angezeigt ist.

Bei einem Ödem können Sie selbst auch einiges tun, um die Situation zu verbessern.

Wichtig sind ausreichend Bewegung, eine vollwertige Ernährung und ein ausgewogener Flüssigkeitshaushalt. Im ersten Moment mag es merkwürdig erscheinen, aber gerade Flüssigkeitsmangel kann zu vermehrter Wasseransammlung führen. Der Organismus schaltet auf Notbetrieb,

Krankheiten und Symptome,
die sich mit Quark positiv
beeinflussen oder heilen lassen

weiß nicht, wann wieder Flüssigkeit kommt und hält deshalb so viel wie möglich fest. Es gilt: Wer zu wenig trinkt, bringt den Körper dazu, Wasser zu sammeln.

Was Sie tun können:
- Nehmen Sie dreimal wöchentlich ein Quark-Bad (siehe S. 29).
- Die vom Ödem betroffene Region behandeln Sie zusätzlich einmal täglich mit einem Quarkwickel (siehe S. 40f.).
- Bei Beinödemen können auch Fußbäder mit Quark und Rosmarinöl (siehe S. 35f.) wohltuend sein.
- Um den Stoffwechsel zu aktivieren, können Sie zusätzlich zuerst eine Molkekur (siehe S. 47f.) durchführen und im Anschluss eine sechswöchige Quarkkur (siehe S. 47).

Was sonst noch helfen kann:
Machen Sie bei Beinödemen Zehengymnastik. Ziehen Sie die Zehen an, strecken Sie sie und bewegen Sie sie hoch und runter. Das aktiviert die Muskelpumpe. Bewegen Sie sich überhaupt viel und gehen Sie z. B. zügig spazieren.

Ohrenschmerzen

Ohrenschmerzen sind oft unerträglich, gerade weil sie nicht in Ruhezeiten nachlassen und deshalb auch nachts ungemindert wüten. Sie können das äußere Ohr, Mittelohr oder Innenohr betreffen.

Krankheiten und Symptome,
die sich mit Quark positiv
beeinflussen oder heilen lassen

Die Symptome sind unterschiedlich: Der Schmerz kann stechend, brennend oder drückend sein, nur ein Ohr betreffen oder beidseitig auftreten oder auch nur beim Kauen. Oft werden Ohrenschmerzen von schlechterem Hören begleitet, Schwindel, Ohrgeräusche oder das Gefühl eines Fremdkörpers im Ohr können vorkommen.

Falls die Schmerzen länger anhalten, gehen Sie bitte auf jeden Fall zum Arzt.

Was Sie tun können:
Legen Sie mehrmals täglich einen Quarkwickel (siehe S. 40f.) auf.

Was sonst noch helfen kann:
Auch Zwiebelwickel können helfen. Dünsten sie eine klein geschnittene Zwiebel kurz an und packen Sie diese in ein doppelt gelegtes Taschentuch oder Geschirrtuch. Legen Sie das warme (nicht mehr heiße!) Zwiebelsäckchen für etwa 30 Minuten direkt auf das Ohr oder hinter das Ohrläppchen und befestigen Sie es mit einem Schal.

Quarkwickel und Zwiebelwickel können Sie abwechselnd anwenden.

Pilzerkrankungen

Pilze können den gesamten Körper besiedeln. Häufig zu tun haben wir es mit Fußpilz, Nagelpilz und Vaginalpilz.

Besonders Babys, ältere Menschen und Personen mit einer Abwehrschwäche sind betroffen. Bei Pilzerkrankungen im Vaginalbereich spielt

*Krankheiten und Symptome,
die sich mit Quark positiv
beeinflussen oder heilen lassen*

die Lebenssituation häufig eine nicht zu unterschätzende Rolle. Gibt es Probleme in der Partnerschaft?

Aber auch die gegenseitige Ansteckung sollte bedacht werden. Männer haben zwar meist keine Symptome, können den Pilz aber übertragen.

Der Verursacher für den Vaginalpilz gehört zur normalen Scheidenflora. Erst wenn das Scheidenmilieu sich verändert, kann es zu einer krankhaften Vermehrung des Pilzes mit entsprechenden Symptomen wie Juckreiz, Rötung, Schwellung oder Brennen kommen.

Ursache für die Veränderung des Scheidenmilieus können Stress, hormonelle Veränderungen oder auch eine übertriebene Hygiene sein.

Was Sie tun können:

- Bei Vaginalpilz verwenden Sie über mehrere Tage Quarkeinlagen (siehe S. 41f.).
- Bei Vaginalpilz kann ein in Joghurt getauchter Tampon in die Scheide eingeführt werden. Das hilft, das Milieu wieder zu harmonisieren.
- Bei Fußpilz können Sie mit Quarkwickeln (siehe S. 40f.) arbeiten. Zusätzlich sollten Sie täglich ein Fußbad mit Quark und Rosmarinöl (siehe S. 35f.) machen.

Rheuma

Rheuma bedeutet aus dem Griechischen übersetzt so viel wie »ziehender, reißender Schmerz«. Es ist ein Sammelbegriff, unter dem sich etliche Erkrankungen des Bewegungsapparates vereinen.

*Krankheiten und Symptome,
die sich mit Quark positiv
beeinflussen oder heilen lassen*

Es können Gelenke, Gelenkkapseln, Knochen, Muskeln und auch Sehnen betroffen sein.

Da Rheuma eine Erkrankung von Bindegewebsstrukturen ist, kann es auch dazu kommen, dass Organe am Krankheitsgeschehen beteiligt sind. Dies muss auf jeden Fall ärztlich abgeklärt und behandelt werden. Früher galt Rheuma als Krankheit älterer Menschen, heute weiß man, dass bereits Kleinkinder rheumatisch erkranken können.

Es werden vier große Hauptgruppen unterschieden:

- Entzündlich-rheumatische Erkrankungen, hierzu gehört zum Beispiel Arthritis
- Degenerative Gelenk- und Wirbelsäulenerkrankungen, hierzu zählt zum Beispiel Arthrose
- Weichteilrheumatismus, wie zum Beispiel Fibromyalgie
- Stoffwechselerkrankungen mit rheumatischen Beschwerden, zum Beispiel Gicht

Was Sie tun können:

- Mit Quarkwickeln (siehe S. 40f.) können Sie die Schmerzen in den betroffenen Regionen mildern.
- Zusätzlich können Sie mit einem Quark-Bad (siehe S. 29) oder einem Honig-Quark-Bad (siehe S. 30f.) den Stoffwechsel anregen und zur allgemeinen Stärkung Ihres Organismus beitragen. Ein Quark-Bad mit Schüßler-Salzen (siehe S. 30) kann Ihnen bei der Schmerztherapie helfen. Geeignet ist das Schüßler-Salz Nr. 7, Magnesium phosphoricum.

Krankheiten und Symptome,
die sich mit Quark positiv
beeinflussen oder heilen lassen

Scheidenentzündung

Als Scheidenentzündung werden entzündliche Vaginalerkrankungen mit unterschiedlicher Ursache bezeichnet. Es ist die häufigste Erkrankung der weiblichen Geschlechtsorgane.

Das aus dem Gleichgewicht geratene Milieu der Scheide hat so wenig Abwehrkraft, dass Erreger eindringen können.

Oft werden Krankheitserreger beim Geschlechtsverkehr übertragen, man kann sich, ist die Abwehrkraft erst einmal geschwächt, aber letztlich überall infizieren, seien es öffentliche Toiletten, Schwimmbad oder Sauna. Auch nach einer Geburt kann es zu einer Scheidenentzündung kommen.

Symptome sind eine gereizte Scheidenschleimhaut mit Juckreiz, Schmerzen, Brennen, Rötung und Schwellung. Begleitet wird diese Reizung durch einen verstärkten Ausfluss mit veränderter Farbe und Geruch.

Im schlechtesten Fall steigt die lokale Scheidenentzündung aufwärts und es kommt zu einer Gebärmutter-, Eileiter- oder Eierstockentzündung.

Ursache für die verminderte Schutzfähigkeit des Scheidenmilieus können zum Beispiel Medikamente sein, mechanische Empfängnisverhütung, Unterkühlung, Hormonstörungen oder Diabetes.

Was Sie tun können:
- Verwenden Sie über mehrere Tage zwei- bis dreimal täglich Quarkeinlagen (siehe S. 41f.), die Sie nach ca. einer Stunde wieder entfernen können.

*Krankheiten und Symptome,
die sich mit Quark positiv
beeinflussen oder heilen lassen*

- Ein in Joghurt getauchter und in die Scheide eingeführter Tampon hilft zusätzlich, das Milieu wieder zu harmonisieren.

Sodbrennen

Bei Sodbrennen handelt es sich um ein weitverbreitetes Leiden. Es entsteht durch den Rückfluss von saurem Mageninhalt in die Speiseröhre. Bemerkbar macht sich Sodbrennen durch Schmerz in der Mitte der Brust, über dem Magen; saures Aufstoßen und vermehrtes Schlucken können auch damit einhergehen. Beim Bücken oder Liegen verschlimmern sich die Beschwerden.

Die Überfüllung des Magens kann eine Ursache dafür sein, so tritt Sodbrennen häufig nach üppigen Mahlzeiten auf.

Sodbrennen ist keine Bagatelle. Wer lang anhaltend darunter leidet, läuft Gefahr, sich eine Entzündung der Speiseröhre zuzuziehen.

Aber nicht nur üppiges Essen, sondern auch ein nervöser Magen, Stress und psychische Belastung können Sodbrennen verursachen, ebenso eine Schwäche des Schließmuskels zwischen Speiseröhre und Magen.

Rauchen, Kaffeegenuss, sehr saure Speisen und Süßigkeiten begünstigen das Auftreten von Sodbrennen.

Was Sie tun können:
Eine Quarkkur (siehe S. 47) kann helfen, den Stoffwechsel anzuregen und die Beschwerden zu lindern.

Viele Menschen genießen ihren Kaffee, leider kann er aber auch Sodbrennen begünstigen.

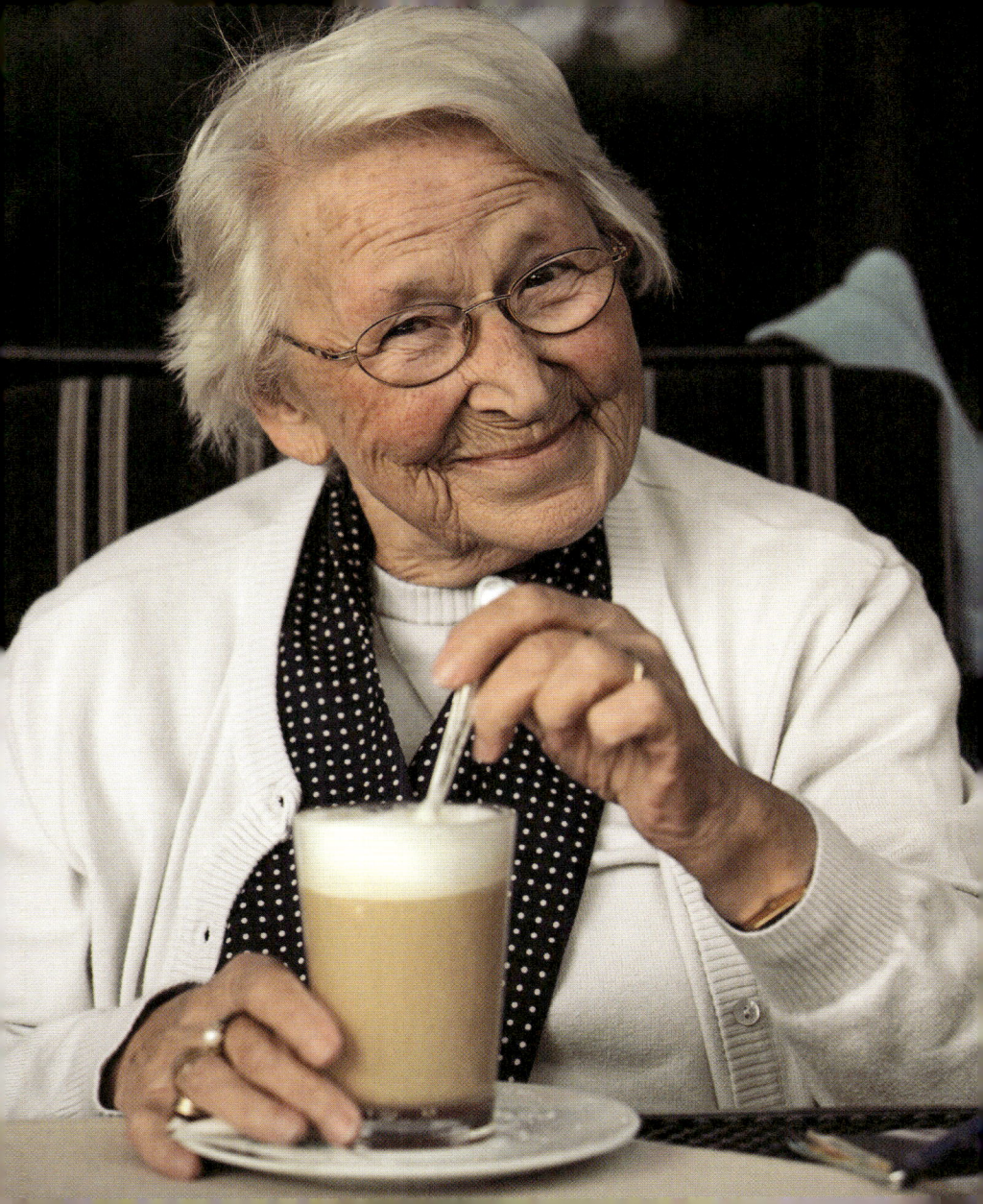

Krankheiten und Symptome,
die sich mit Quark positiv
beeinflussen oder heilen lassen

Tipp: Sorgen Sie dauerhaft für eine frische gesunde Ernährung und stärken Sie damit Ihren Organismus. Ein gesunder Magen neigt nicht zu Übersäuerung, das Sodbrennen verschwindet.

Sonnenbrand

Sonnenbaden gehört für viele Menschen zum Sommer dazu. Im Idealfall entsteht dabei langsam eine gebräunte Haut. Doch allzu leicht wird die Stärke der Sonne unterschätzt, die Zeit des Sonnenbadens zu lange gewählt oder beim Spielen im Freien die Wirkung der Sonne nicht bedacht. Bedenken Sie, dass die Sonne auch bei einem bewölkten Himmel Kraft hat. Das Ergebnis in all diesen Fällen ist ein Sonnenbrand.

Die betroffene Haut brennt, ist leicht bis stark gerötet, es kommt zu Schwellungen und Blasenbildung. Ein sehr starker Sonnenbrand kann mit Kreislaufproblemen, Fieber und Übelkeit einhergehen. Bei diesen Symptomen sollte man auch an einen möglichen Sonnenstich denken. In solchen Fällen sollte auf jeden Fall ein Arzt hinzugezogen werden.

Häufiger Sonnenbrand führt zu vorzeitiger Hautalterung und erhöht das Hautkrebsrisiko.

Maßnahmen zur Vorbeugung:
- Nur kurze Sonnenbäder mit direkter Sonneneinstrahlung, besser im Schatten langsam bräunen.
- Keine Sonnenbäder während der Mittagsstunden.

Krankheiten und Symptome,
die sich mit Quark positiv
beeinflussen oder heilen lassen

- Wählen Sie eine Sonnenmilch mit ausreichend Lichtschutzfaktor, entsprechend Ihrem Hauttyp.
- Passen Sie die Dauer Ihres Sonnenbades Ihrem Hauttyp an.
- Cremen Sie sich eine halbe Stunde vor dem Sonnenbad ein .
- Verwenden Sie wasserfeste Sonnenschutzmittel, wenn Sie zwischendurch schwimmen oder duschen wollen.
- Es gibt Medikamente, die ein Sonnenbad verbieten. So kann zum Beispiel die Einnahme von Johanniskraut zu Pigmentstörungen führen, wenn Sie sich der Sonne aussetzen.
- Schützen Sie Ihren Kopf durch Hut oder Mütze.

Was Sie tun können:
- Machen Sie Quarkwickel (siehe S. 40f.) auf die betroffenen Stellen.
- Bei großflächigerem Sonnenbrand machen Sie ein Quark-Bad (siehe S. 29), ein Quark-Honig-Bad (siehe S. 30f.) oder auch ein Molke-Bad (siehe S. 34). In diesem Fall sollte das Badewassers lauwarm sein.

Übersäuerung

Im Normalfall ist der Säure-Basen-Haushalt des Körpers ausgeglichen. Doch Faktoren wie Umwelteinflüsse, Bewegungsmangel, Stress, Medikamente, Krankheiten und falsche, ungesunde Ernährung führen dazu, dass der Organismus übersäuert.
Das kann zu einer vermehrten Krankheitsanfälligkeit führen oder auch Genesungsprozesse verlangsamen, im schlimmsten Fall verhindern.

*Krankheiten und Symptome,
die sich mit Quark positiv
beeinflussen oder heilen lassen*

Was Sie tun können:

- Mit einer Molkekur (siehe S. 47f.) können Sie Ihrem Körper ein klares Zeichen zur Umstimmung geben. Damit beginnen Sie Ihren Weg zu einem gesunden Stoffwechsel.
- Im Anschluss führen Sie eine sechswöchige Quarkkur (siehe S. 47) durch.
- Regelmäßige Quark-Bäder (siehe S. 29) stärken den Stoffwechsel und können sich positiv auf das Allgemeinbefinden auswirken.
- Auch regelmäßige Fußbäder mit Quark und Rosmarinöl (siehe S. 35f.) können Ihnen dabei helfen, Ihren Organismus wieder in Balance zu bringen.
- Ein gesunder Lebenswandel, Vermeidung von Stress und eine frische ausgewogene Ernährung sorgen für einen gesunden Organismus, der Säure-Basen-Haushalt kann sich wieder ausgleichen.

Verbrennung

Verbrennungen werden in Grade aufgeteilt.

Eine Verbrennung 1. Grades betrifft nur die Epidermis, die Oberhaut. Es kommt zu einer Rötung, Schwellung und Schmerzen. Die Verletzung heilt normalerweise vollständig und ohne Narbenbildung aus. Häufig sind Verbrennungen 1. Grades bei Sonnenbrand zu finden.

Bei Verbrennungen 2. Grades geht die Verletzung bis in die Dermis, die Lederhaut. Es wird nochmals unterteilt in Typ 2a und Typ 2b, wobei eine Verbrennung Typ 2a meist ohne Narbenbildung und Typ 2b mit Narben-

Krankheiten und Symptome,
die sich mit Quark positiv
beeinflussen oder heilen lassen

bildung ausheilt. Verbrennungen 2. Grades gehen einher mit Rötung, Schwellung, Blasenbildung und starken Schmerzen.

Schwerere Verbrennungen sind dann Verbrennungen 3. Grades oder 4. Grades.

Verbrennungen ab dem 2. Grad gehören in ärztliche Behandlung.

Was Sie tun können:

Verbrennungen 1. Grades lassen sich sehr gut selbst behandeln. Bei schwereren Verbrennungen sollte eine Therapie immer mit dem Arzt abgesprochen werden.

- Behandeln Sie die betroffene Stelle mit einem Quarkwickel (siehe S. 40f.). Der wirkt kühlend und schmerzlindernd.
- Ein lauwarmes Quark-Bad (siehe S. 29) oder Molke-Bad (siehe S. 34) kann ebenfalls wohltuend sein.

Verdauungsprobleme

Nicht nur Verstopfung, sondern auch Durchfall oder unregelmäßiger Stuhlgang können Probleme machen. Bei einer chronischen Verstopfung findet man oft Bewegungsmangel und ungesunde Ernährung als Hauptursachen.

Eine vorübergehende Verstopfung kann auch durch äußere Faktoren ausgelöst werden. Zum Beispiel tritt dieses Problem sehr häufig bei Reisen oder in fremder Umgebung auf.

*Krankheiten und Symptome,
die sich mit Quark positiv
beeinflussen oder heilen lassen*

Insgesamt haben psychische Faktoren und die Lebensführung einen sehr deutlichen Einfluss auf die Verdauung.

Wer unter Verdauungsproblemen leidet, fühlt sich allgemein unwohl. Der Bauch kann angeschwollen sein oder es kann zu überlauten Darmgeräuschen kommen. Der Mensch ist nicht in seiner Mitte, die natürlichen körperlichen Abläufe sind gestört.

Eine gesunde Lebensführung, regelmäßige Bewegung, eine ausgewogene Ernährung und Entspannungsübungen können vorbeugend wirken oder auch auf dem Weg zurück zu einer gesunden Verdauung unterstützen.

Was Sie tun können:
Führen Sie eine sechswöchige Quarkkur (siehe S. 47) durch.

> **Tipp:** Nehmen Sie nicht jeden Ernährungstipp unreflektiert an. Jeder Mensch ist anders und was dem einen guttut, kann dem anderen Beschwerden verursachen. Sie selbst können am allerbesten herausfinden, welche Nahrungsmittel Ihnen gut bekommen. Beobachten Sie Ihren Körper und seine Reaktionen.

Verspannungen

Es gibt kaum einen Menschen, der nicht hin und wieder unter Verspannungen leidet. Bei Personen, die eine Schreibtischarbeit verrichten, ist oft der Nacken oder obere Rückenbereich betroffen.

Aber nicht nur die lange und vielleicht falsche Sitzhaltung führt zu Verspannungen. Faktoren wie Stress, Hektik, psychische und falsche körperliche Belastungen können ebenso Ursachen sein.

Tipp: Nehmen Sie sich vor allem Zeit für sich. Eine kurze Auszeit kann schon Wunder wirken.

Was Sie tun können:

- Bei Verspannungen können Sie gut mit Quarkwickeln (siehe S. 40f.) arbeiten.
- Sehr wohltuend ist eine Massage mit Quark-Öl (siehe S. 37f.) oder auch eine Klopfmassage mit Quark (siehe S. 38f.).
- Auch ein Quark-Bad mit Schüßler-Salzen kann Ihnen helfen, die Verspannungen zu lösen (siehe S. 30). Ein geeignetes Schüßler-Salz bei Verspannungen ist Nr. 1, Calcium fluoratum.

*Krankheiten und Symptome,
die sich mit Quark positiv
beeinflussen oder heilen lassen*

Verstauchungen

Ein kurzer Moment der Unaufmerksamkeit und schon ist es passiert: Sie sind mit dem Fuß falsch aufgekommen und umgeknickt oder Sie sind gestolpert und haben sich mit der Hand abgefangen, die dadurch schmerzhaft gestaucht oder gezerrt wurde. Auch Ellbogen oder Knie können betroffen sein.

Das verletzte Gelenk schwillt an und schmerzt.

Natürlich muss bei starken Schmerzen abgeklärt werden, ob ein Knochenbruch vorliegt oder eventuell ein Muskelriss oder eine andere schwerere Verletzung.

Was Sie tun können:

- Um den Heilungsprozess zu unterstützen und die Schmerzen zu lindern, können Sie Quarkwickel (siehe S. 40f.) machen.
- Auch ein Quark-Bad mit Schüßler-Salzen (siehe S. 30) kann Ihnen Linderung bringen. Hier würde sich das Schüßler-Salz Nr. 7, Magnesium phosphoricum, empfehlen.

  Ein Fußbad oder auch Handbad mit Quark und Lavendelöl (siehe S. 36) wirkt ebenfalls schmerzlindernd und der durch das Bad angeregte Stoffwechsel unterstützt die Heilung.

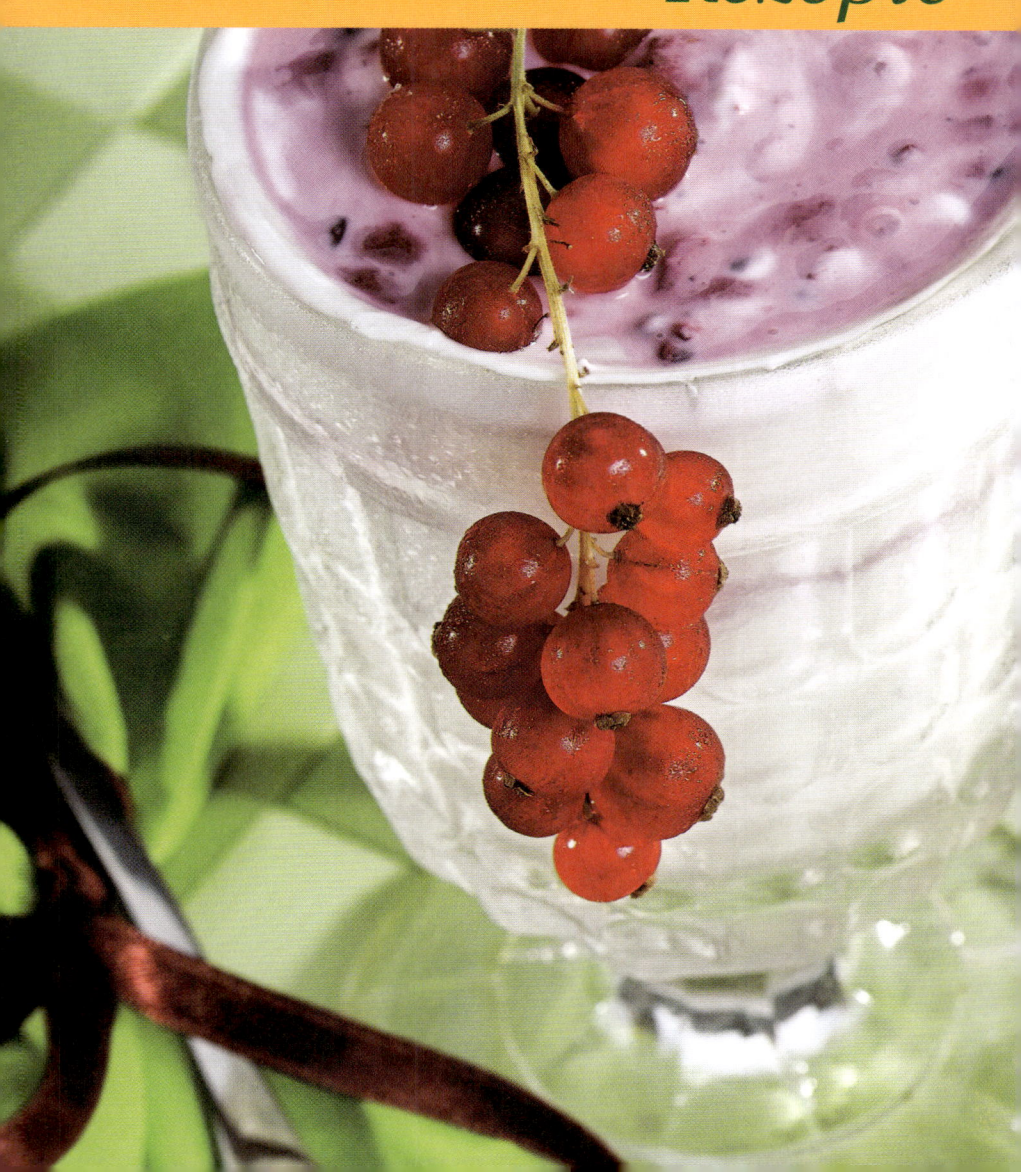

Rezepte mit Quark, Joghurt und Co.

Einführung 117

Vorspeisen 118

Kalte Vorspeisen 118
Kohlrabicarpaccio mit Walnussquarktopping 118
Quarkklößchen auf Paprikagemüse 118
Warme Vorspeisen 121
Zucchini-Quarkauflauf 121
Blätterteig-Quark-Ecken 122
Mais-Quark-Muffins 123
Suppen 123
Rinderbrühe mit Quarknockerln 123
Tomaten-Buttermilchsuppe 125
Kräuter-Joghurt-Suppe 126
Salate 127
Apfel-Gurken-Salat mit Quark 127
Fenchel-Karotten-Salat 127
Nudelsalat süß-scharf 128
Nudelsalat mediterran 130

Hauptgerichte 131
Geflügel 131
Gefüllte Hähnchenbrust 131
Hähnchen-Kartoffel-Topf 132
Kokos-Joghurt-Hähnchen 133
Lamm 134
Lammkoteletts in Buttermilchmarinade 134

Lammeintopf mit Quark	134
Rind	135
Rindergeschnetzeltes	135
Pochiertes Kalbsfilet mit Meerrettichquark	137
Hackbällchen mit Quark	138
Schwein	139
Schweinemedaillons mit Quarkkruste	139
Gefüllte Zucchini	140
Quark-Quiche	141
Wild	142
Rehrücken mit Backpflaumen	142
Rehmedaillons mit Preiselbeerklößchen	143
Fisch	144
Curryrahmlachs	144
Matjessalat	146
Vegetarisches	147
Champignons mit Quarkfüllung	147
Quarkküchlein	147
Lauchauflauf	148
Kartoffelauflauf	149
Zucchini-Quark-Gratin	150
Rigatoni in Zucchini-Paprikaquark	151
Kräuterklößchen in Gorgonzolasoße	153
Aufstriche, Dips und Dressings	154
Rettich-Quark-Aufstrich	154
Quark-Avocado-Creme	155
Knoblauch-Gurken-Quark	155
Paprikaquark	156

Chili-Ananas-Dip 157
Joghurt-Basilikum-Dressing 157
Buttermilchdressing 157

Süßspeisen, Desserts und Kuchen 158

Apfel-Birnen-Auflauf 158
Quark-Reis-Auflauf 158
Buttermilch-Erdbeer-Kaltschale 159
Bananenquark mit Schuss 161
Arme-Ritter-Variationen 161
Grießbrei mit Quark und Birne 163
Quarkeis 163
Quark-Rosinen-Eis 164
Joghurteis 164
Buttermilcheis 165
Quark-Waffeln 165
Käsekuchen 166
Käse-Walnuss-Muffins 167
Mandel-Quark-Kekse 169
Quarkpastete 169
Blätterteigstrudel mit Quark und Obst 170

Milchprodukte selber herstellen 171

Quarkherstellung 171
Einfacher Magerquark, Grundrezept 171
Joghurtherstellung 172
Einfacher Joghurt, Grundrezept 173

Einführung

Liebe Leserin, lieber Leser,

die Milchküche, besonders mit Produkten wie Joghurt und Quark, ist vielseitig und gesund. Greifen Sie lieber einmal öfter zu, wenn es darum geht, ein Milchprodukt in Ihre tägliche Ernährung zu integrieren. Anregungen für eine abwechslungsreiche Zubereitung finden Sie im folgenden Rezeptteil.

Welche Fettstufe Sie bei Quark und Joghurt wählen, bleibt Ihnen überlassen. Fett ist allerdings ein Geschmacksträger und ein Produkt mit höherem Fettanteil schmeckt cremiger und macht ein angenehmes Mundgefühl. Unser Organismus braucht auch Fett, suchen Sie sich also keinesfalls immer die fettreduzierte Variante heraus, wenn Sie abnehmen möchten. Wichtiger als fettarme Ernährung ist ausreichend frische, naturbelassene Kost und Bewegung.

Ich wünsche Ihnen viel Freude beim Kochen und Genießen.

Die Mengenangaben in den Rezepten gelten, soweit nichts anderes da steht, jeweils für vier Personen. Den Backofen bitte immer vorheizen.

Vorspeisen

Kalte Vorspeisen

Kohlrabicarpaccio mit Walnussquarktopping

1 Kohlrabi	2 EL Walnussöl
½ Apfel	1 EL gehackter frischer Koriander
250 g Quark	Salz, Pfeffer
6 EL gehackte Walnüsse	

Kohlrabi schälen und in sehr dünne Scheiben schneiden oder hobeln. Fächerförmig auf vier Tellern verteilen.

Den Apfel sehr fein raspeln. Quark, Walnüsse, Walnussöl, Apfel und Koriander in eine Schüssel geben, verrühren und mit Salz und Pfeffer abschmecken. Die Masse in einen Spritzbeutel geben und kleine Rosen auf den Kohlrabifächern verteilen.

Pumpernickel ist ein guter Begleiter für diese frische und leichte Vorspeise.

Quarkklößchen auf Paprikagemüse

Für die Klößchen:

1 Karotte	1 Bund Petersilie
1 Zucchini	1 Knoblauchzehe
3 Scheiben Toastbrot	250 g Quark

2 Eigelb
100 g Mehl

Salz
1 l Salzwasser

Für das Paprikagemüse:
1 kg rote und gelbe Paprika
1 Zwiebel
Öl
1 kleines Stück frischer Ingwer –
etwa 1 cm

Salz, Pfeffer
2 EL fein geschnittener
Schnittlauch

Für die Klößchen die Karotte schälen, Zucchini abwaschen, beides grob raspeln. Das Toastbrot in kleine Würfel schneiden. Petersilie hacken und Knoblauch schälen und sehr fein würfeln. Die Toastbrotwürfel zur Seite stellen, die anderen Zutaten mit Quark, Ei und Mehl in eine Schüssel geben und gut vermengen. Mit etwas Salz abschmecken. Am Ende die Toastwürfel kurz unterrühren.

Das Salzwasser kochen lassen, mit zwei Löffeln aus der Quarkmasse 12 Nocken formen, ins kochende Wasser geben und einmal aufkochen lassen. Dann bei schwacher Hitze die Klößchen etwa 8 Minuten ziehen lassen.

Für das Paprikagemüse die Paprika putzen, waschen und in etwa gleich große Stücke schneiden. Die Zwiebel schälen und grob würfeln. Öl in einer Pfanne erhitzen und Paprika und Zwiebeln etwa 5 Minuten andünsten. Den Ingwer schälen, fein raspeln und zum Gemüse geben. Mit Salz und Pfeffer abschmecken. Das Gemüse ist fertig, wenn es noch leicht Biss hat.

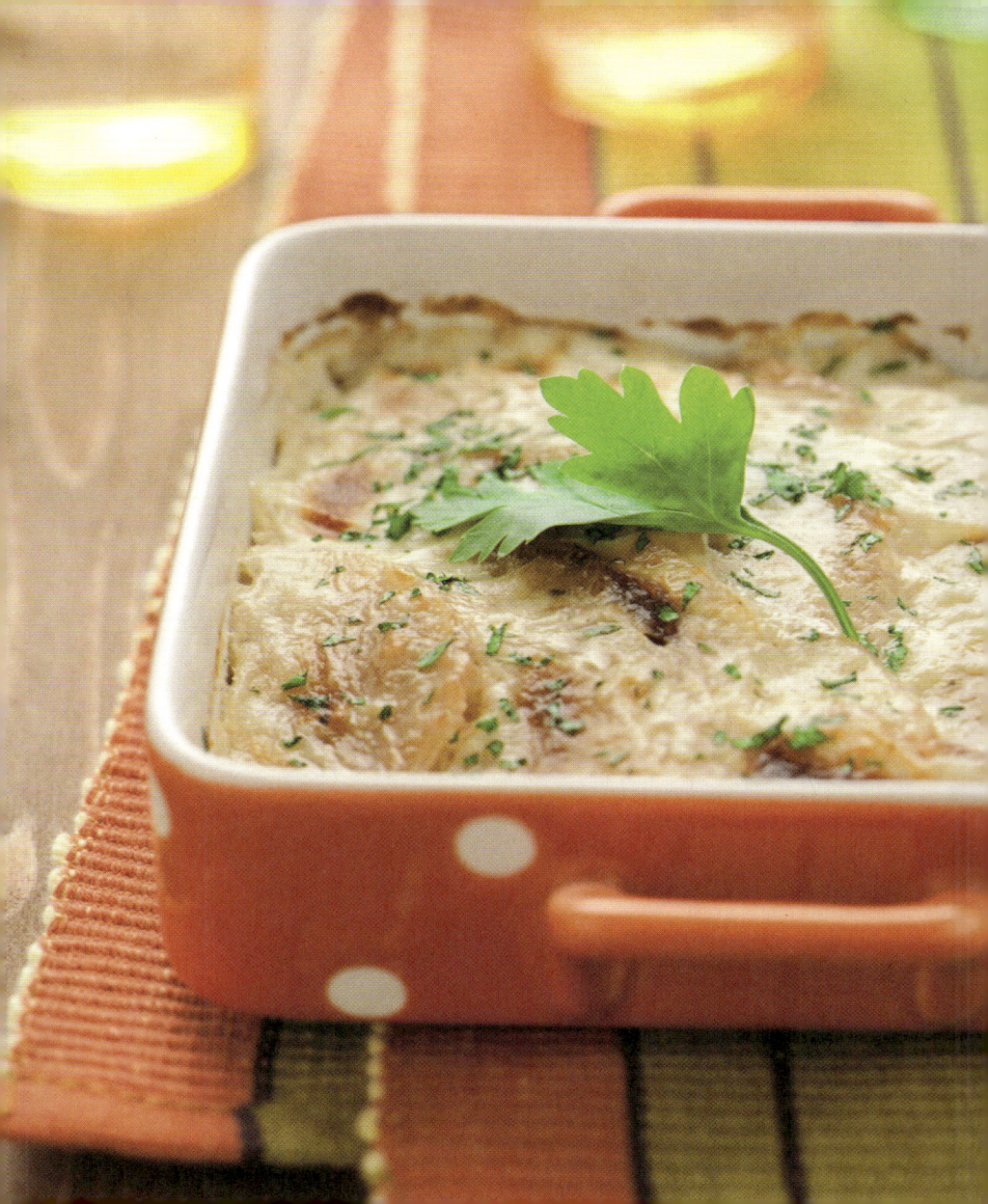

Das Paprikagemüse in einem tiefen Teller anrichten, je 3 Quarkklößchen draufgeben, mit etwas Schnittlauch garnieren und servieren.

Warme Vorspeisen

Zucchini-Quarkauflauf

2 Zucchini	2 Eier
1 Aubergine	2 EL gehackte Kräuter der Saison
1 Zwiebel	Salz, Pfeffer
1 EL Öl	etwas Butter
250 g Quark	

Zucchini und Aubergine waschen, putzen und würfeln. Die Zwiebel schälen und fein würfeln. Die Gemüsewürfel kurz im Öl andünsten und etwas abkühlen lassen. Quark, Eier, Kräuter, Salz und Pfeffer in eine Schüssel geben und gut vermengen. Die gedünsteten Gemüsewürfel hinzugeben und unterrühren. Die Masse in eine gefettete Auflaufform geben und bei 180 °C etwa 25 bis 30 Minuten backen.
Mit etwas Rucola als Garnitur anrichten und genießen.

Quarkaufläufe schmecken mit den unterschiedlichsten Zutaten, z.B. auch mit Zucchini.

Blätterteig-Quark-Ecken

1 Packung Tiefkühlblätterteig	2 EL gehackte Petersilie
100 g gekochter Schinken	Salz, Pfeffer
1 Schalotte	1 Eigelb
Öl	1 EL Sahne
250 g Quark	2 EL Mohn
1 Ei	

Die Blätterteigscheiben auf einer bemehlten Arbeitsfläche verteilen und auftauen lassen. In dieser Zeit den Schinken würfeln, die Schalotte schälen und würfeln und beides zusammen in Öl anbraten. Quark, Ei und Petersilie in eine Schüssel geben, die etwas abgekühlten Schinken-Zwiebel-Würfel hinzufügen, alles vermischen und mit Salz und Pfeffer abschmecken.

Den aufgetauten Blätterteig mit einem Nudelholz etwas dünner auswellen und halbieren. Nun die Quarkmasse jeweils in die Mitte des Blätterteigs geben. Die Teigränder anfeuchten und über Eck zuklappen. Ränder leicht andrücken.

Eigelb und Sahne verquirlen und mit einem Pinsel auf die Blätterteigecken streichen. Mohn darüberstreuen.

Die Blätterteigecken im vorgeheizten Backofen bei 180 °C etwa 15 Minuten backen.

Mais-Quark-Muffins

150 g Kochspeck	100 ml mildes Olivenöl
1 Zwiebel	300 g Mehl
2 Eier	3 TL Backpulver
1 Bund Petersilie	150 g Mais
500 g Quark	Salz, Pfeffer, etwas Öl zum Anbraten

Den Speck würfeln, die Zwiebel schälen und ebenfalls würfeln. Die Speckwürfel mit etwas Öl in einer Pfanne anbraten, Zwiebeln hinzugeben und glasig werden lassen.

Petersilie waschen, abtropfen und hacken. Quark mit Olivenöl und den Eiern vermengen. Das Backpulver zum Mehl geben und beides unter die Quarkmasse rühren. Petersilie, Mais und Speck-Zwiebel-Würfel beifügen, mit Salz und Pfeffer würzen und untermengen.

Den Teig in mit Backpapierförmchen ausgelegte Mulden eines Muffinblechs geben oder, wenn Sie kein Muffinblech haben, in Muffin-Backförmchen einfüllen und bei 180 °C etwa 35 Minuten backen.

Suppen

Rinderbrühe mit Quarknockerln

Für die Rinderbrühe:

1 kg Suppenfleisch	4 schwarze Pfefferkörner
2 Markknochen	1 Stange Lauch
2 Lorbeerblätter	3 Karotten

¼ Sellerie	1 Zwiebel
2 Petersilienwurzeln	1 Bund fein geschnittener
1 Bund Petersilie	Schnittlauch

Für die Quarknockerl:

250 g Quark	2 Eier
4 EL Semmelbrösel	2 EL fein gehacktes Basilikum
4 EL Mehl	Salz

Für die Rinderbrühe das Fleisch in einen großen Topf geben und mit kaltem Wasser bedecken. Die Markknochen abwaschen und ebenfalls in den Topf geben. Lorbeerblätter und Pfefferkörner hinzugeben. Salzen. Den Lauch halbieren und gut waschen. Die Karotten, den Sellerie und die Petersilienwurzeln abbürsten und waschen. Die Petersilie waschen. Zwiebel samt Schale verwenden. Alles mit in den Topf geben. Schnittlauch waschen und für die Garnitur zur Seite stellen. Nun das Wasser zum Kochen bringen und dann 2 Stunden leicht köcheln lassen. Nach der Kochzeit das Fleisch aus dem Topf heben und die Brühe über ein feines Sieb in einen kleineren Topf gießen. Abschmecken.

Für die Quarknockerl (vorbereiten, während die Brühe kocht) den Quark auf ein Küchentuch geben und ausdrücken. Dann den Quark mit allen Zutaten vermengen und mindestens 15 Minuten ruhen lassen. 2 l Salzwasser zum Kochen bringen, mit 2 Löffeln Nockerl formen, ins kochende Wasser geben, einmal aufkochen lassen und bei kleiner Hitze etwa 8 Minuten ziehen lassen.

Rinderbrühe in Teller geben, Nockerl hineinlegen, mit Schnittlauch garnieren und servieren.

Wer möchte, kann auch von dem klein geschnittenen Suppenfleisch dazugeben.

> **Tipp:** Die Suppe bekommt eine goldene Färbung, wenn Sie die Zwiebel vorher in einer Pfanne anrösten. Dazu einfach Alufolie in eine unbeschichtete Pfanne legen, die ungeschälte Zwiebel halbieren, auf die Alufolie legen und rösten, bis sie sehr dunkel ist.

Tomaten-Buttermilchsuppe

1 kg Strauchtomaten	½ rote Chili
1 Knoblauchzehe	250 ml Buttermilch
1 Zwiebel	Salz, Pfeffer
Öl	2 EL Naturjoghurt
1 Fenchelknolle mit Fenchelgrün	

Die Tomaten häuten und grob würfeln. Knoblauch schälen und fein hacken. Zwiebel schälen, würfeln und in Öl glasig anbraten. Tomatenwürfel und Knoblauch dazugeben, alles etwa 10 Minuten köcheln lassen. Den Fenchel und die Chili klein schneiden und andünsten. Das Fenchelgrün für die Garnitur zur Seite legen. Der Fenchel soll noch Biss haben. Die Tomaten mit dem Stabmixer pürieren, Buttermilch und Chili-Fenchel hinzufügen und unterrühren. Mit Salz und Pfeffer abschmecken.

In Teller füllen und mit einem Klecks Naturjoghurt und Fenchelgrün garnieren.

Kräuter-Joghurt-Suppe

2 Frühlingszwiebeln	1 EL Mehl
1 EL Butterschmalz	400 ml Gemüsefond
1 Bund Petersilie	1 kleines Stück frischer Ingwer,
1 Bund Schnittlauch	etwa 1 cm
1 Topf frisches Basilikum	300 ml Naturjoghurt
1 Zweig Pfefferminz	Salz, Pfeffer, Muskat
1 Bund Kerbel	1 TL frisch gepresster Zitronensaft
2 EL Pinienkerne	

Die Frühlingszwiebeln waschen und in feine Ringe schneiden. Im Butterschmalz etwas anschwitzen. Die Kräuter waschen, hacken und zu den Frühlingszwiebeln geben. Die Pinienkerne ebenfalls in den Topf geben und alles ein paar Minuten weiter anschwitzen. Das Mehl darüberstäuben, kurz umrühren und mit dem Gemüsefond ablöschen. Gut rühren, damit sich mögliche Klümpchen auflösen. Bei kleiner Hitze 10 Minuten köcheln lassen. In dieser Zeit den Ingwer schälen und zu der Suppe geben. Nach der Kochzeit den Topf vom Herd nehmen, Joghurt einrühren und mit Salz, Pfeffer, Muskat und Zitronensaft abschmecken.

Salate

Apfel-Gurken-Salat mit Quark

1 Salatgurke	250 g Quark
1 Apfel	50 ml Buttermilch
1 Schalotte	1 TL frisch gepresster Zitronensaft
½ Bund Schnittlauch	Salz, Pfeffer
1 TL Basilikumsenf	

Salatgurke und Apfel waschen und in Würfel schneiden. Schalotte schälen und klein würfeln. Schnittlauch fein schneiden. Alle Zutaten in eine Schüssel geben und gut vermengen. 10 Minuten ziehen lassen und genießen.
Dazu passt hervorragend Vollkornbrot.

Fenchel-Karotten-Salat

1 Fenchelknolle mit Fenchelgrün	2 TL Agavendicksaft (ersatzweise kann
2 Karotten	auch 1 TL Zucker genommen werden)
1 Orange	2 EL gehackte Walnüsse
250 g Quark	Essig
3 EL Naturjoghurt	Salz, Pfeffer
1 Bund Schnittlauch	

Den Fenchel putzen, das Fenchelgrün klein hacken und die Knolle in kleine Würfel schneiden. Karotten schälen und grob raspeln. Orange schälen, filetieren und klein würfeln. Alle Zutaten in eine Schüssel geben und gut vermengen. Abschmecken und gegebenenfalls nochmals mit Agavendicksaft oder Salz nachwürzen.

Dieser Salat ist sehr erfrischend und kann mit einer Scheibe Vollkornbrot genossen werden. Er passt aber auch sehr gut zu gegrilltem Fleisch oder einem gebackenen Camembert.

Nudelsalat süß-scharf

300 g Nudeln (Hörnchen oder Gabelspaghetti)	1 Apfel
	2 rote Peperoni
300 g Rinderfilet	1 Bund Petersilie
Salz, Pfeffer	1 kleine Dose Mandarinen
etwas Öl	250 g Quark
1 Mango	50 ml Essig

Die Nudeln nach Packungsangabe al dente kochen. Das Rinderfilet in feine Streifen schneiden, salzen, pfeffern und im Öl anbraten. Die Mango schälen, vom Kern runterschneiden. Den Apfel waschen, vierteln und vom Kerngehäuse befreien. Mango und Apfel klein würfeln. Die Peperoni halbieren, Kerne entfernen und in feine Streifen schneiden. Petersilie waschen, abtropfen und grob hacken. Alle vorbereiteten Zutaten, die Mandarinen samt Flüssigkeit, den Quark und den Essig in eine Schüssel geben und gut vermengen. Mit Salz und Pfeffer abschmecken, 10 Minuten ziehen lassen und servieren.

Dieser Nudelsalat lässt sich gut vorbereiten und passt hervorragend auf ein Büfett.

Nudeln, Nudeln, Nudeln – in diesem Salatrezept werden Hörnchennudeln verwendet.

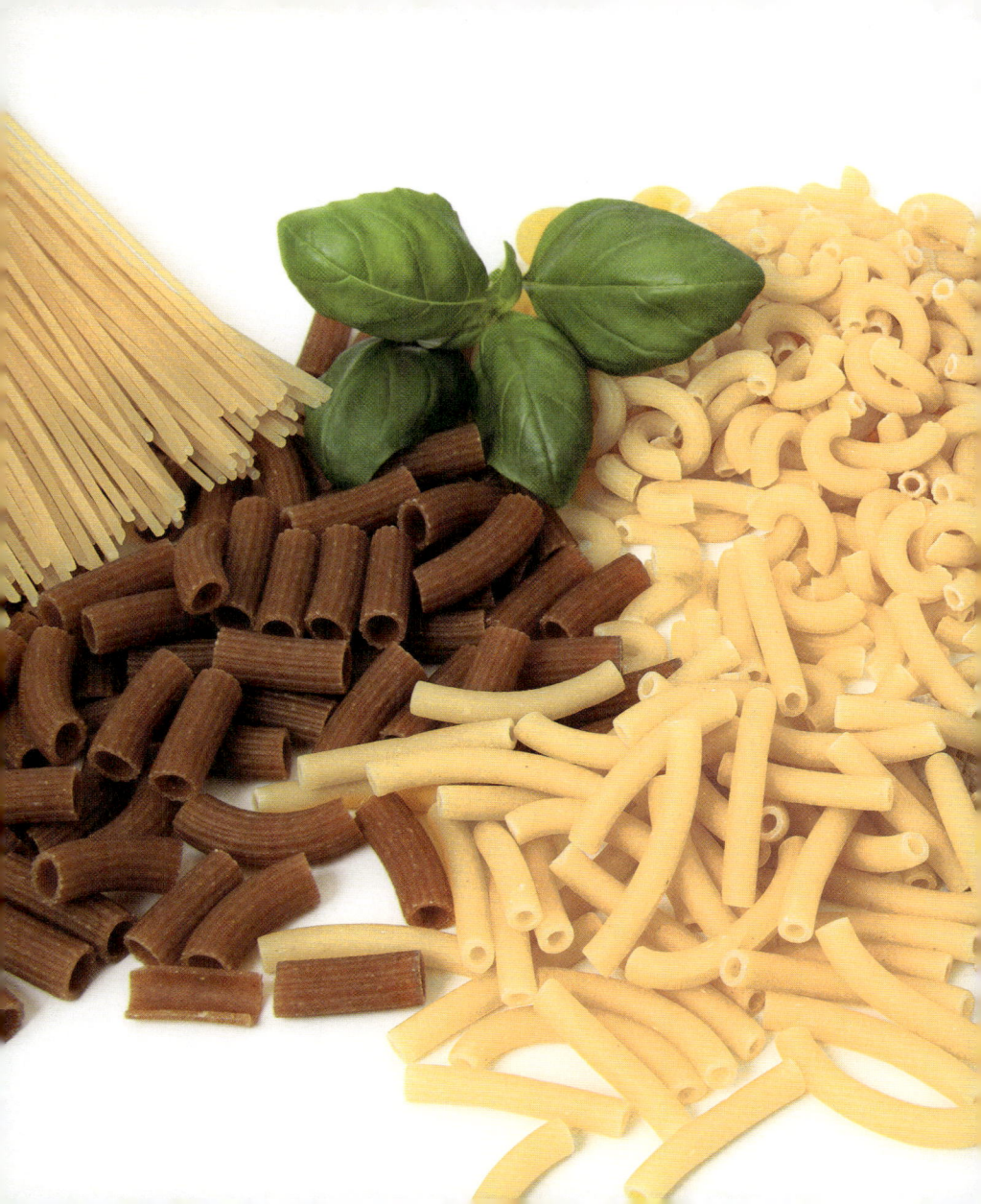

Tipp: Nach dem Anfassen und Schneiden der Peperoni Hände gründlich waschen und nicht ins Gesicht fassen.

Nudelsalat mediterran

300 g Nudeln (Rigatoni oder Penne)	4 milde Peperoni
2 Zucchini	150 g Feta
1 Aubergine	2 EL Oliven
Salz, Pfeffer	100 g Quark
2 Hähnchenbrustfilets	50 ml Buttermilch
Olivenöl	50 ml Essig

Die Nudeln nach Packungsangabe al dente kochen. Zucchini und Aubergine waschen und in etwa 2 cm lange Streifen schneiden. Die Gemüsestreifen in Olivenöl scharf anbraten und zu den Nudeln in eine Schüssel geben. Die Hähnchenbrustfilets in Streifen schneiden, salzen, pfeffern und in einer Pfanne braten, bis sie durch sind, und ebenfalls zu den Nudeln geben. Peperoni in Streifen schneiden, den Feta würfeln und zusammen mit den Oliven den Nudeln hinzufügen. Es folgen Quark, Buttermilch und Essig. Nun alles gut durchmischen und 10 Minuten ziehen lassen. Mit Salz und Pfeffer gegebenenfalls nachwürzen.

Auch mit diesem Nudelsalat können Sie gut ein Büfett ergänzen.

Hauptgerichte

Geflügel

Gefüllte Hähnchenbrust

2 Scheiben gekochter Schinken	2 EL fein geschnittenes Basilikum
1 Knoblauchzehe	Salz, Pfeffer
125 g Quark	4 Hähnchenbrustfilets
1 EL Semmelbrösel	Öl

Den Schinken in kleine Würfel schneiden. Knoblauch schälen und sehr klein schneiden. Den Quark mit Schinkenwürfeln, Knoblauch, Semmelbröseln und Basilikum in eine Schüssel geben. Salzen, pfeffern und alles gut vermengen.

Tiefe Taschen in die Hähnchenbrustfilets schneiden und die Füllung hineingeben. Sollte etwas Fülle übrig sein, diese zur Seite stellen.

Die Filets salzen und pfeffern und in Öl heiß von beiden Seiten anbraten. Das Fleisch in eine Auflaufform geben. Falls Fülle übrig war, diese auf den Filetstücken verteilen. Im Backofen wird das Fleisch bei 180 °C 15 Minuten gegart.

Zu diesem Gericht passen Reis und ein leichter Blattsalat.

Tipp: Verwenden Sie, wann immer es geht, frische Kräuter. Getrocknet verlieren sie an Aroma und auch die gesunden Inhaltsstoffe leiden.

Hähnchen-Kartoffel-Topf

1 kg Kartoffeln
1 Zwiebel
1 rote Paprika
1 Karotte
Öl

250 ml Buttermilch
Salz, Pfeffer, Cayennepfeffer
200 ml Gemüsebrühe
4 Hühnerschenkel

Die Kartoffeln und die Zwiebel schälen und in etwa 2 cm große Würfel schneiden. Paprika putzen und waschen, Karotte schälen und beides ebenfalls grob würfeln. Öl in eine Auflaufform geben, Kartoffeln und Gemüse hineingeben. Die Buttermilch mit Salz, Pfeffer und Cayennepfeffer würzen und zusammen mit der Gemüsebrühe über die Würfel geben. Die Hähnchenschenkel waschen, trocken tupfen und auf die Kartoffel-Gemüse-Würfel legen. Bei 180 °C etwa 35 Minuten garen.

Kokos-Joghurt-Hähnchen

4 Hühnerbrustfilets	2 EL Sojasoße
2 Zucchini	2 EL Cashewnüsse
1 Bund frischer Koriander	200 ml Kokosmilch
Salz, Pfeffer	150 ml Joghurt
Öl	

Die Hühnerbrustfilets waschen, trocknen und in etwa 2 cm große Würfel schneiden. Zucchini waschen und ebenfalls würfeln. Den Koriander waschen, abtropfen und grob hacken. Das Hühnerfleisch salzen und pfeffern und im Öl anbraten, die Zucchiniwürfel hinzugeben und ebenfalls kurz mitbraten lassen. Die Sojasoße und die Cashewnüsse in den Topf geben und nochmals umrühren. Mit der Kokosmilch ablöschen. Vom Herd nehmen, Koriander und Joghurt hineingeben und nochmals mit Salz und Pfeffer abschmecken.

Dazu passt sehr gut ein Duftreis.

Tipp: Wenn Sie den Koriandergeschmack nicht mögen, können Sie auch ein anderes Kraut, zum Beispiel Petersilie, verwenden.

Das Lammfleisch waschen, trocken tupfen und in etwa 2 cm große Würfel schneiden. Die Karotten schälen und grob stückeln. Die Zwiebeln schälen und grob würfeln. Den Knoblauch schälen und leicht anquetschen. Kartoffeln schälen, waschen, würfeln. Das Fleisch mit Salz und Pfeffer würzen, im Öl scharf anbraten. Karotten, Zwiebeln und Kartoffeln dazugeben und ebenfalls kurz anbraten. Kurz vor dem Ablöschen mit Paprika würzen. Mit dem Weißwein und dem Fleischfond ablöschen. Knoblauch, Kräuter und Quark mit in den Topf geben und alles etwa 30 Minuten köcheln lassen. Abschmecken und heiß servieren.

Tipp: Paprikapulver ist fettlöslich, deshalb vor dem Ablöschen würzen, damit es sich gut verteilt. Es sollte aber nicht lange mit anbraten, da es sonst bitter wird.

Rind

Rindergeschnetzeltes

600 g Rinderfilet
1 Zwiebel
2 Essiggurken
250 g frische Champignons
Salz, Pfeffer
Öl

2 EL Mehl
2 EL Sojasoße
200 ml Fleischfond
2 EL Quark
150 ml saure Sahne

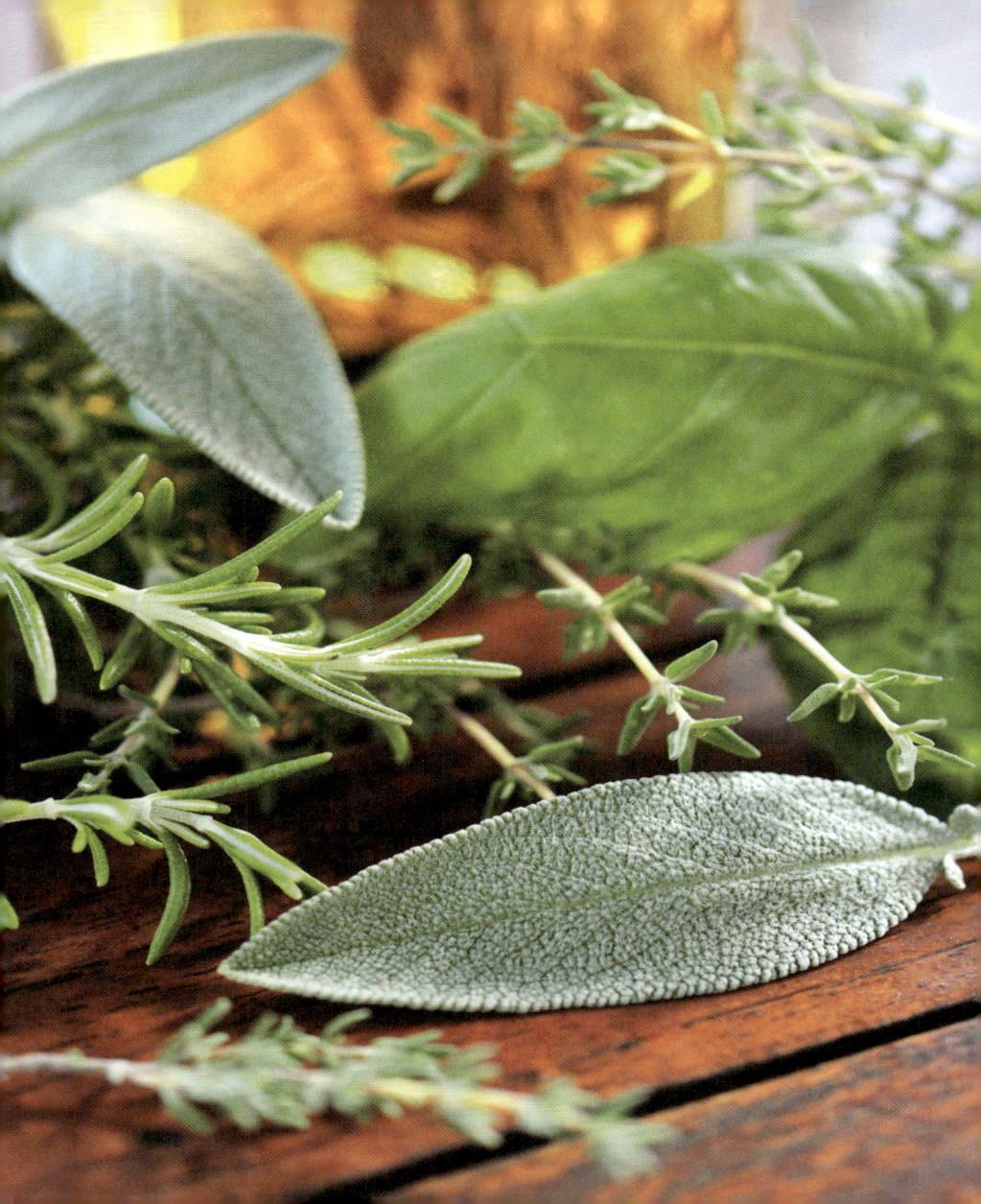

Das Rinderfilet waschen, trocknen, die Zwiebel schälen, halbieren und beides in Streifen schneiden. Die Essiggurken in etwa 2 cm lange Streifen schneiden. Die Champignons putzen und in Scheiben schneiden.

Das Fleisch salzen, pfeffern und scharf in Öl anbraten. Aus der Pfanne nehmen, Zwiebeln und Champignons im gleichen Öl anbraten, mit Mehl abstäuben und mit Sojasoße und Fleischfond ablöschen. Die Essiggurken, Quark und saure Sahne hinzugeben, gut umrühren. Das Fleisch mitsamt dem eventuell angesammelten Fleischsaft wieder zurück in die Pfanne geben, untermengen und mit Salz und Pfeffer abschmecken. Direkt servieren, dann ist das Fleisch noch schön rosa in der Mitte. Hierzu passen Rösti oder auch Reis.

Pochiertes Kalbsfilet mit Meerrettichquark

800 g Kalbsfilet	1 Bund Petersilie
Salz, Pfeffer	2 Stängel Estragon
Öl	2 EL Meerrettichsenf
250 g Quark	
4 EL frischer geriebener Meerrettich	

Das Kalbsfilet parieren, das heißt von Fett und Haut säubern, salzen und pfeffern und gut von allen Seiten anbraten. Zunächst straff in Frischhaltefolie und danach ebenfalls sehr straff in Alufolie wickeln. Die Enden gut zudrehen. Diese Fleischrolle in siedendes Wasser, etwa bei 80 °C, geben und 25 Minuten garen lassen.

In dieser Zeit den Quark mit dem geriebenen Meerrettich mischen und mit Salz abschmecken. Petersilie und Estragon waschen, abtropfen und

Quark mit Kräutern und Gewürzen schmeckt zu vielen Gerichten, z. B. auch zu Kalbsfilet.

hacken. Wenn das Fleisch fertig gegart ist, aus den Folien wickeln, mit Meerrettichsenf bestreichen und in den gehackten Kräutern wälzen. Aufschneiden und mit einem Klecks Meerrettichquark servieren. Ein sommerlich leichtes Essen.

Petersilienkartoffeln passen gut zu diesem Kalbsfilet.

Hackbällchen mit Quark

250 g Quark
1 Zwiebel
1 Knoblauchzehe
½ Bund Petersilie
600 g Rinderhack

2 Eier
3 EL Paniermehl
1 EL Sojasoße
Salz, Pfeffer, Paprika edelsüß

Die Zwiebel schälen und fein würfeln. Knoblauch schälen und sehr klein würfeln. Petersilie waschen, abtropfen und hacken. Alle Zutaten in eine Schüssel geben und gut vermengen. Mit feuchten Händchen kleine Hackbällchen formen und auf ein Backblech legen. Etwa 30 Minuten bei 200 °C im Backofen garen. Zwischendurch einmal wenden.

Zu den Hackbällchen schmeckt Krautsalat sehr gut.

Tipp: Einen besonderen Pfiff bekommen Hackbällchen, wenn man eine Karotte fein raspelt und daruntermischt.

Schwein

Schweinemedaillons mit Quarkkruste

Für die Kruste:

3 Thymianzweige	3 EL Pinienkerne
1 Knoblauchzehe	1 EL mittelscharfer Senf
250 g Quark	Salz, Pfeffer
2 EL Semmelbrösel	

Für die Schweinemedaillons:

2 Schweinefilets	Öl
Salz, Pfeffer	

Für die Kruste die Thymianblätter von den Zweigen zupfen. Den Knoblauch sehr fein würfeln oder mit dem Messerrücken quetschen. Alle Zutaten mischen. Die Masse zur Seite stellen.

Für die Schweinemedaillons die Schweinefilets parieren, das heißt von Fett und Haut säubern, und in etwa 2 Zentimeter dicke Medaillons schneiden. Das Fleisch salzen und pfeffern und in etwas Öl von allen Seiten scharf anbraten. Nun die Medaillons in eine geölte Auflaufform geben. Auf jedes Stück Fleisch einen Esslöffel der Krustenmasse geben, etwas verteilen und leicht andrücken. Nun die Auflaufform bei 180 °C in den Ofen schieben. Nach 12 Minuten den Grill zuschalten und noch etwa weitere 6 Minuten im Ofen lassen.
Zu diesem Gericht passen ein frischer Salat und Baguette.

Gefüllte Zucchini

4 Zucchini	1 EL Paniermehl
100 g Feta	2 Zweige Thymian
100 g Quark	Salz, Pfeffer
150 g Schweinehack	Öl
1 Tomate	

Die Zucchini waschen, halbieren und aushöhlen. Das entfernte Fruchtfleisch und den Feta klein würfeln und mit dem Quark zum Hackfleisch geben. Die Tomate kurz in kochendes Wasser legen, häuten, würfeln und ebenfalls zum Hack hinzufügen. Das Paniermehl und die vom Stängel gezupften Thymianblättchen zur Masse geben, alles salzen, pfeffern und gut vermengen. Nun die Zucchinihälften großzügig mit der Hackfleisch-Quark-Masse füllen, in eine geölte Auflaufform legen und etwa 35 Minuten bei 180 °C garen.

Zu den gefüllten Zucchinihälften passen Pommes frites ausgesprochen gut, aber auch Kartoffeln oder Reis.

Tipp: Wenn Sie das Hackfleisch durch Couscous ersetzen, haben Sie schnell und einfach eine vegetarische Variante dieses Gerichts.

Quark-Quiche

Für den Mürbeteig:

200 g Mehl	½ TL Salz
100 g Butter	1 Ei
125 g Quark	

Für den Belag:

200 g Kochspeck	300 ml saure Sahne
250 g Emmentaler	3 Eier
½ Bund Petersilie	Salz, Pfeffer, Muskat
½ Bund Schnittlauch	Butter

Für den Mürbeteig alle Zutaten rasch zusammenkneten und für etwa 1 Stunde kalt stellen.

Für den Belag in dieser Zeit den Speck fein würfeln, den Käse reiben, Petersilie waschen, abtropfen und hacken, Schnittlauch waschen und fein schneiden. Die Sahne mit den Eiern verquirlen, Speck, Käse und Kräuter hinzugeben, salzen, pfeffern, etwas Muskat reiben und alles miteinander vermischen.

Eine Springform (28 cm) buttern, mit dem Teig auslegen und diesen mehrfach mit einer Gabel einstechen. Den Belag darauf verteilen und die Quiche bei 180 °C etwa 40 Minuten backen. Den Backofen ausschalten und die Quiche noch 5 Minuten nachziehen lassen.

Zur Quiche passt ein knackiger Blattsalat hervorragend.

Wild

Rehrücken mit Backpflaumen

600 g Rehrücken	5 Wacholderbeeren
1 Karotte	4 Nelken
⅛ Sellerie	200 ml Rotwein
1 Zwiebel	1 EL Bärlauchsenf
½ Stange Lauch	200 ml Wildfond
Salz, Pfeffer	8 Backpflaumen
Öl	200 ml saure Sahne
1 Knoblauchzehe	2 EL Kartoffelstärke
3 Lorbeerblätter	

Den Rehrücken parieren, also von Fett und Sehnen befreien. Karotte, Sellerie und Zwiebel schälen und grob zerkleinern. Den Lauch gründlich waschen und in Ringe schneiden. Das Fleisch salzen, pfeffern und in Öl rundherum anbraten, aus der Pfanne nehmen und im gleichen Öl das Wurzelgemüse kurz anrösten. Das Wurzelgemüse in eine Auflaufform geben, die geschälte und zerdrückte Knoblauchzehe, Lorbeerblätter, Wacholderbeeren und Nelken ebenfalls hinzufügen und den Rotwein angießen. Den Rehrücken mit Senf bestreichen und auf das Gemüse legen. Bei 180 °C etwa 40 bis 50 Minuten garen lassen.

Das Fleisch in Alufolie wickeln und zur Seite stellen. Die Soße durch ein Sieb in einen Topf passieren. Wildfond, Backpflaumen und saure Sahne dazugeben und abschmecken. Die Soße nun mit der in kaltem Wasser angerührten Kartoffelstärke binden.

Klassisch werden Klöße, Rotkohl und eine Preiselbeerbirne zum Reh serviert.

Tipp: Um den perfekten Garpunkt zu erreichen, ist ein Fleischthermometer sehr hilfreich. Bei einer Kerntemperatur von 55 °C ist das Fleisch noch ziemlich blutig, bei 60 °C ist es medium und wer es durch, aber saftig möchte, sollte eine Kerntemperatur von 70 °C wählen.

Rehmedaillons mit Preiselbeerklößchen

Für die Rehmedaillons:

Öl	4 große Rehmedaillons,
2 Rosmarinzweige	etwa 150 g pro Stück
1 Knoblauchzehe	Pfeffer, Salz

Für die Preiselbeerklößchen:

250 g Quark	60 g Preiselbeeren
100 g Hartweizengrieß	2 EL Butter
60 g Mehl	1 Zweig Thymian
1 Eigelb	2 EL Semmelbrösel
Salz	

Öl in eine Pfanne geben, Rosmarinzweige und die geschälte, angedrückte Knoblauchzehe dazulegen. Die Rehmedaillons salzen, pfeffern und in dem Öl von allen Seiten scharf anbraten. Das Fleisch in eine Auflaufform legen und im Backofen bei 150 °C etwa 15 bis 20 Minuten garen lassen.

Für die Preiselbeerklößchen in dieser Zeit Quark, Grieß, Mehl, Ei und etwas Salz miteinander vermengen. Die Masse mit bemehlten Händen in 12 Portionen teilen. Jede Portion leicht flach drücken, ein paar Preiselbeeren in die Mitte geben und das Klößchen darum herum schließen. Die Preiselbeerklößchen in kochendes Salzwasser legen, die Temperatur herunterregeln und die Klößchen etwa 8 Minuten ziehen lassen. Die Butter zerlassen, den Thymianzweig dazugeben und darin die Semmelbrösel leicht anrösten. Die gegarten Klößchen aus dem Wasser nehmen und in den Semmelbröseln wälzen. Zusammen mit den Rehmedaillons anrichten.

Hierzu können zum Beispiel Pommes Dauphine gereicht werden.

Fisch

Curryrahmlachs

600 g Lachs	2 EL Curry
1 EL frisch gepresster Zitronensaft	1 EL Mehl
6 Karotten	200 ml Fischfond
4 Lauchzwiebeln	200 ml saure Sahne
1 EL Butter	Salz, Pfeffer

Den Lachs waschen, trocken tupfen und in etwa 3 cm große Würfel schneiden. Mit Zitronensaft beträufeln.

Lachs kann ganz unterschiedlich zubereitet werden, in diesem Gericht mit einer Curryrahmsoße.

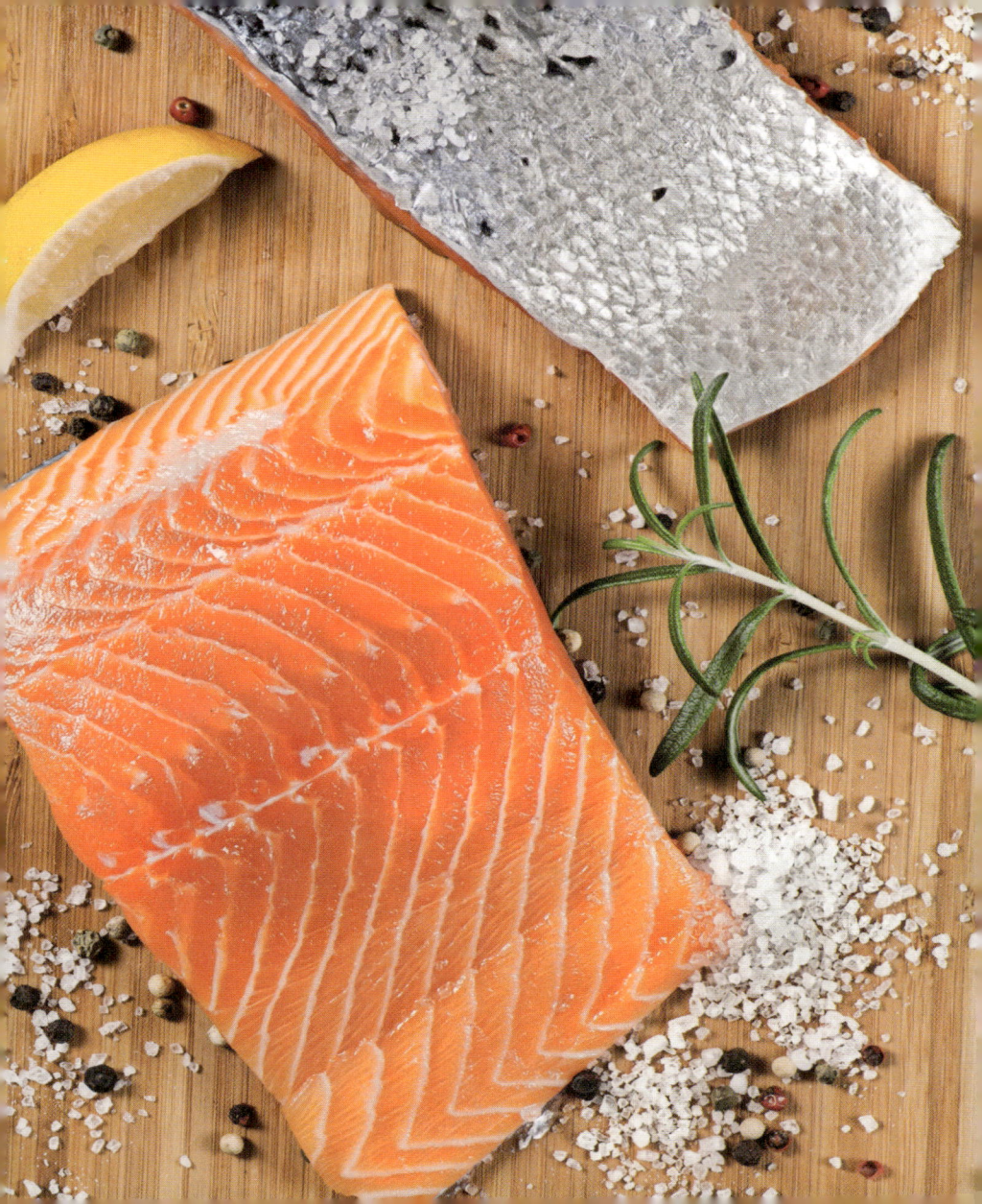

Die Karotten schälen und in kleine Scheiben schneiden. Die Lauchzwiebeln waschen und in Ringe schneiden.

Die Karottenscheiben in die Pfanne geben und in Butter andünsten; wenn sich leichte Röstaromen gebildet haben – nicht zu viel! – mit Curry und Mehl abstäuben und gut umrühren. Mit Fischfond ablöschen und die saure Sahne einrühren. Salzen und pfeffern und die Lauchzwiebelringe unterrühren. Nun die Fischstücke auf das Möhrengemüse legen, den Pfannendeckel drauflegen und bei leichter Hitze etwa 8 bis 10 Minuten ziehen lassen.

Zum Curryfisch passen Salzkartoffeln.

Matjessalat

8 Matjesfilets	100 ml Sahne
1 große Gemüsezwiebel	250 g Quark
2 Äpfel	Salz, Pfeffer
½ Bund Dill	2 TL frisch gepresster Zitronensaft

Matjesfilets waschen, trocken tupfen und auf Gräten prüfen. Den Fisch in etwa 2 cm große Stücke teilen. Die Zwiebel schälen, halbieren und in dünne halbe Ringe schneiden. Die Äpfel waschen, vierteln, entkernen und in kleine Stücke schneiden. Den Dill waschen, trocknen und klein schneiden. Etwas Dill für die Garnitur zur Seite legen. Sahne und Quark mit Salz, Pfeffer und Zitronensaft würzen und gut verrühren. Jetzt den Fisch, Zwiebelringe, Apfelstücke und Dill vorsichtig unterheben und alles mindestens eine Stunde ziehen lassen.

Mit Dill garnieren und servieren.

Vegetarisches

Champignons mit Quarkfüllung

8 große Champignons	½ Bund Petersilie
1 rote Paprika	250 g Quark
1 Knoblauchzehe	Meersalz, Pfeffer

Champignons putzen, nicht waschen, und die Stiele entfernen. Paprika und die Champignonstiele klein würfeln. Knoblauchzehe schälen und sehr klein hacken oder mit einem Messerrücken quetschen. Petersilie waschen, abtropfen lassen und hacken. Quark, Paprikawürfel, Knoblauch und Petersilie mischen, mit Salz und Pfeffer abschmecken und in die Champignons füllen. Diese in eine geölte Auflaufform geben und bei 180 °C etwa 30 Minuten garen.
Ein Blattsalat passt hervorragend dazu.

Quarkküchlein

500 g Quark	1 EL Semmelbrösel
200 g Camembert	50 g Speisestärke
1 Zwiebel	1 Bund Petersilie
1 Knoblauchzehe	Salz, Pfeffer
2 Eier	Butterschmalz zum Ausbraten

Den Quark in ein Küchentuch geben und gut ausdrücken. Er sollte möglichst trocken sein. Camembert samt Rinde in kleine Würfel schneiden oder, falls er zu reif ist, mit einer Gabel zerkleinern. Die Zwiebel und die

Knoblauchzehe schälen und fein würfeln. Quark, Camembert und die übrigen Zutaten in eine Schüssel geben und gut miteinander vermengen. Nun mit einem Löffel kleine Portionen der Masse zu Plätzchen formen und im heißen Butterschmalz goldgelb ausbraten.

Zusammen mit einem Tomatensalat ist das eine gesunde und sehr leckere Mahlzeit.

Lauchauflauf

1 kg Lauch	250 g Quark
1 Bund Frühlingszwiebeln	1 Ei
½ Bund Petersilie	1 TL frisch gepresster Zitronensaft
1 Bund Schnittlauch	Salz, Pfeffer, Muskat
2 Tomaten	1 EL Butter
200 g Emmentaler	

Den Lauch und die Frühlingszwiebeln halbieren, gründlich waschen und in halbe Ringe schneiden. Petersilie waschen, abtropfen und hacken, Schnittlauch waschen und fein schneiden. Die Hälfte des Schnittlauchs für die Garnitur zur Seite stellen. Die Tomaten kurz in kochendem Wasser blanchieren, häuten und würfeln. Den Käse reiben.

Nun alle Zutaten in eine Schüssel geben und gut vermengen. Mit Salz, Pfeffer und Muskat abschmecken. Die Masse in eine gebutterte Auflaufform füllen und bei 180 °C etwa 40 Minuten backen. Mit Schnittlauch garnieren und servieren.

Zu diesem Gericht sind Pellkartoffeln ein schmackhafter Begleiter.

Tipp: Tomaten lassen sich leicht häuten, wenn man die Haut vor dem Blanchieren etwas einritzt. Dabei nicht zu tief schneiden, damit die Tomate im Wasser nicht ihren Saft verliert.

Kartoffelauflauf

1 kg Kartoffeln	2 Eier
1 Bund Frühlingszwiebeln	2 EL Semmelbrösel
1 Bund Schnittlauch	2 EL Rapsöl
100 g Emmentaler	Salz, Pfeffer, Muskat
500 g Quark	1 EL Butter
100 ml saure Sahne	

Die Kartoffeln mit Schale kochen, nicht zu weich werden lassen. In der Zwischenzeit die Frühlingszwiebeln gründlich waschen, abtropfen lassen und in Ringe schneiden. Den Schnittlauch waschen, abtropfen lassen und fein schneiden. Etwas Schnittlauch für die Garnitur zur Seite legen. Den Käse reiben. Quark, saure Sahne, Käse, Eier, Semmelbrösel, Öl, Frühlingszwiebeln und Schnittlauch in eine Schüssel geben. Mit Salz, Pfeffer und Muskat deftig würzen. Die gekochten Kartoffeln schälen und in Scheiben schneiden. In eine gebutterte Auflaufform eine Lage Kartoffelscheiben legen, mit der Quarkmasse bedecken. Wieder eine Lage Kartoffeln und darauf Quark. Den Auflauf bei 180 °C 30 Minuten backen. Auf Teller portionieren und mit Schnittlauch garnieren.
Zum Auflauf können Sie einen Tomaten-Gurkensalat servieren.

Zucchini-Quark-Gratin

4 Zucchini	2 Eier
2 Knoblauchzehen	Salz, Pfeffer, Muskat
1 Bund Schnittlauch	Butter
250 g Quark	8 Cocktailtomaten
100 ml saure Sahne	

Die Zucchini putzen, waschen und in längliche Streifen schneiden. Knoblauch schälen und sehr fein würfeln. Schnittlauch waschen, abtropfen und fein schneiden. Den Quark mit der sauren Sahne, Eiern, Knoblauch und Schnittlauch verrühren. Die Masse mit Salz, Pfeffer und Muskat abschmecken. Nun eine Lage Zucchini in eine gebutterte Auflaufform legen. Darauf etwas von der Quarkmasse verteilen. Die Cocktailtomaten halbieren und auf dem Quark verteilen. Eine zweite Lage Zucchini darauf legen und wieder mit Quark bedecken. Je nach Größe der Auflaufform zwei oder drei Lagen schichten. Im Backofen bei 180 °C etwa 35 bis 40 Minuten garen.

Zu diesem Gericht passen sehr gut Rosmarinkartoffeln.

Rigatoni in Zucchini-Paprikaquark

400 g Rigatoni	Salz, Pfeffer
3 Zucchini	Öl
2 rote Paprika	2 EL Sojasoße
1 Knoblauchzehe	350 g Quark
1 Bund Petersilie	100 ml Sahne
2 Zweige Thymian	etwas Parmesan, frisch gerieben

Die Rigatoni nach Packungsangabe al dente kochen. Zucchini und Paprika putzen, waschen und klein würfeln. Knoblauch schälen und sehr fein würfeln. Die Petersilie waschen, abtropfen und hacken. Den Thymian zupfen. Zucchini und Paprika salzen, pfeffern und in Öl scharf anbraten, Knoblauch und Kräuter dazugeben, Sojasoße kurz mitbraten lassen und alles miteinander vermengen. Die Rigatoni zum Gemüse in die Pfanne geben. Jetzt den Quark und die Sahne zu den Gemüsewürfeln hinzufügen. Alles gut durchschwenken, abschmecken, Parmesan darüber streuen und servieren.

Ein einfaches Essen für Eilige. Wer etwas mehr Zeit hat, kann einen Salat dazu reichen.

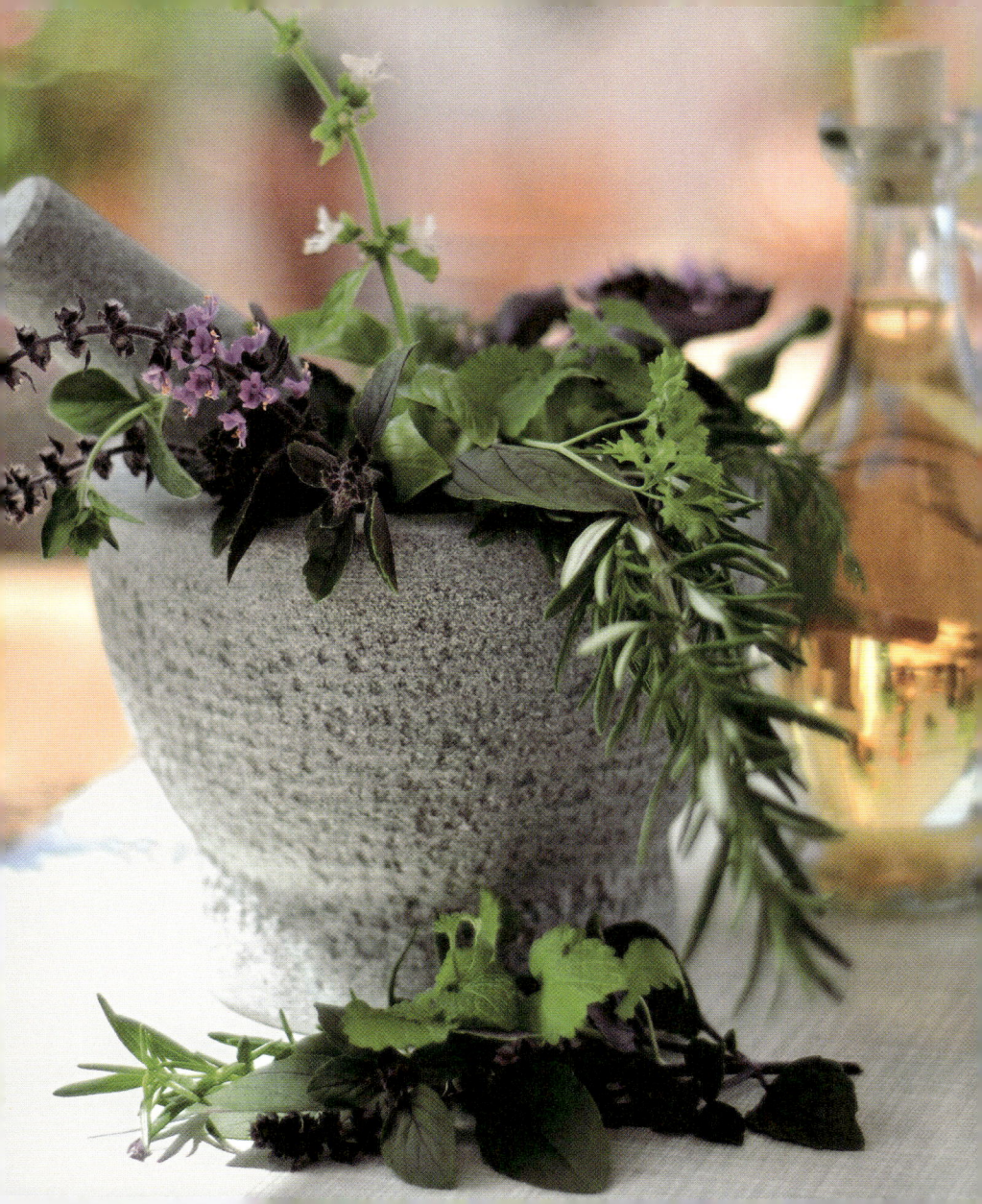

Kräuterklößchen in Gorgonzolasoße

Für die Kräuterklößchen:

500 g Quark	6 EL frische gehackte
8 EL Semmelbrösel	Kräuter der Saison
100 g Butter	Salz, Pfeffer, Muskat
5 Eier	

Für die Soße:

200 ml Milch	200 g Gorgonzola
200 ml Sahne	2 EL Parmesan

Für die Kräuterklößchen alle Zutaten zu einem Teig vermengen, mit Salz, Pfeffer und Muskat abschmecken. Mit einem Löffel kleine Portionen abstechen und zu Klößchen formen – etwa in Gnocchigröße.

Die Klößchen in kochendes Salzwasser geben, einmal aufkochen und 4 bis 5 Minuten bei kleiner Hitze ziehen lassen.

Für die Soße Milch und Sahne in eine Pfanne geben und erwärmen. Gorgonzola hineinbröckeln und unter Rühren auflösen. Parmesan unterrühren und kurz durchkochen lassen. Die Soße auf Teller geben und die Kräuterklößchen darauf anrichten.

Ein knackiger Blattsalat ist ein guter Begleiter für dieses Gericht.

Aufstriche, Dips und Dressings

Rettich-Quark-Aufstrich

1 weißer Rettich
250 g Quark
½ Tasse Milch
2 EL frische gehackte
Kräuter der Saison

½ TL frisch gepresster
Zitronensaft
Meersalz, Pfeffer

Rettich von Blättern befreien, abbürsten und fein raspeln. Zusammen mit Quark, Milch und Kräutern in eine Schüssel geben und alles gut verrühren. Dann mit dem Zitronensaft, Salz und Pfeffer abschmecken. Ein paar Minuten ziehen lassen, damit die Zutaten sich gut miteinander verbinden.

Ein erfrischender Aufstrich, der besonders gut zu Pumpernickel passt oder als Dip zu Ofenkartoffeln.

Tipp: Geben Sie den Zitronensaft auf jeden Fall erst nach dem Verrühren der Zutaten hinzu, da sonst die Milch ausflocken könnte.

Quark-Avocado-Creme

2 reife Avocados	1 frische Chili
250 g Quark	1 Frühlingszwiebel oder 1 Schalotte
2 TL frisch gepresster Zitronensaft	½ Bund Petersilie
Salz, Pfeffer	

Die Avocados halbieren, das Fruchtfleisch aus der Schale lösen und fein würfeln. Zusammen mit dem Quark in eine Schüssel geben. Zitronensaft, Salz und Pfeffer hinzufügen und die Masse cremig rühren. Die Chili, Frühlingszwiebel oder Schalotte sehr fein schneiden und zu der Creme geben. Petersilie fein hacken und ebenfalls in die Schüssel geben. Alles miteinander verrühren. Ein paar Minuten ziehen lassen, nochmals mit Salz und Pfeffer abschmecken und servieren.
Ein feiner Dip zu Kurzgebratenem oder auch zu Backofengemüse.

Achtung:
Nach dem Schneiden der Chili Hände gut waschen und nicht ins Gesicht – besonders an die Augen – fassen!

Knoblauch-Gurken-Quark

4 Knoblauchzehen	250 g Quark
1 Schalotte	1 TL frisch gepresster Zitronensaft
1 Bund Schnittlauch	Salz, Pfeffer
1 Salatgurke	

Knoblauch und Schalotte schälen und sehr fein würfeln. Den Schnittlauch waschen und fein schneiden. Die Gurke schälen und fein raspeln. Quark mit allen Zutaten vermischen, mit Salz und Pfeffer abschmecken und etwas ziehen lassen, damit sich das Aroma gut entwickelt.

Paprikaquark

2 rote Paprika	2 EL Buttermilch oder Milch
1 Bund Petersilie	1 TL frisch gepresster Zitronensaft
250 g Quark	Salz, Pfeffer

Paprika enthäuten und pürieren. Die Petersilie waschen und fein hacken. Quark mit allen Zutaten vermischen, mit Salz und Pfeffer abschmecken und etwas ziehen lassen, damit sich das Aroma gut entwickelt.

Tipp: Paprika kann man entweder mit einem Sparschäler schälen oder die Paprika halbieren, mit der Schale nach oben im auf Grill gestellten Backofen rösten lassen, bis sie zum Teil schwarz ist. Rausnehmen, kurz ein feuchtes Küchenpapier darüberlegen und dann ganz einfach die Schale entfernen. Der Geschmack dieser Paprikas ist besonders köstlich.

Chili-Ananas-Dip

4 rote Chilis	100 ml Joghurt
2 Scheiben Ananas aus der Dose	Salz, Pfeffer
250 g Quark	

Die Chilis sehr fein schneiden (nicht in die Augen fassen!), Ananas klein würfeln. Alle Zutaten miteinander vermengen und mit Salz und Pfeffer abschmecken.

Joghurt-Basilikum-Dressing

1 kleine Zwiebel	4 EL Essig
1 Bund Basilikum	1 TL Knoblauchsenf
100 ml Joghurt	Salz, Pfeffer, Zucker

Die Zwiebel schälen und fein würfeln, Basilikum klein schneiden. Alle Zutaten miteinander vermengen, mit Salz, Pfeffer und einer Prise Zucker abschmecken.

Buttermilchdressing

1 Schalotte	4 EL Essig
1 Knoblauchzehe	1 TL mittelscharfer Senf
100 ml Buttermilch	Salz, Pfeffer, Zucker

Schalotte und Knoblauch schälen und fein würfeln. Alle Zutaten miteinander vermengen, mit Salz, Pfeffer und einer Prise Zucker abschmecken.

Süßspeisen, Desserts und Kuchen

Apfel-Birnen-Auflauf

3 Eier

150 g Zucker

1 Prise Salz

400 g Quark

60 g Grieß

1 TL Backpulver

1 Vanilleschote

2 Äpfel

2 Birnen

Butter

Eier, Zucker und Salz cremig rühren, Quark, Grieß, Backpulver und das Mark der Vanilleschote dazugeben und gut vermengen. Äpfel und Birnen waschen, entkernen und grob raspeln oder würfeln und unter die Quarkmasse rühren.

Eine Auflaufform buttern und die Masse hineingeben. Bei 200 °C auf der mittleren Schiene etwa 30 Minuten backen.

Tipp: Eine ausgekratzte Vanilleschote in Zucker legen und stehen lassen. So machen Sie sich Ihren eigenen Vanillezucker.

Quark-Reis-Auflauf

250 g Milchreis

1 l Milch

3 Eier

1 Vanilleschote

100 g Butter

200 g Zucker

1 Prise Salz
½ TL Zimt

500 g Quark
Butter für die Form

Den Milchreis nach Packungsanweisung in der Milch kochen und abkühlen lassen. Die Eier trennen und das Mark aus der Vanilleschote kratzen. Eischnee schlagen und Eigelb mit Butter, Zucker, Salz, Vanillemark und Zimt schaumig rühren. Quark, Milchreis und Eischnee vorsichtig untermengen und die Masse in eine gebutterte Auflaufform geben. Bei 180 C° etwa 1 Stunde backen.

Dazu passt ein frischer Obstsalat hervorragend.

Buttermilch-Erdbeer-Kaltschale

500 g Erdbeeren
6 Minzblätter
500 ml Buttermilch

6 EL Agavendicksaft
etwas Zitronenmelisse
für die Garnitur

Die Erdbeeren waschen, Strunk entfernen und zusammen mit der Minze pürieren. Die Buttermilch und den Agavendicksaft hinzugeben und nochmals kurz aufmixen. In Teller oder Schalen füllen, mit fein geschnittener Zitronenmelisse garnieren und servieren.

Tipp: Buttermilchkaltschalen lassen sich mit vielen Früchten herstellen. Besonders lecker wird es mit Honigmelone oder frischen Pfirsichen. Probieren Sie es einfach aus und genießen Sie die erfrischenden Buutermilchkaltschalen.

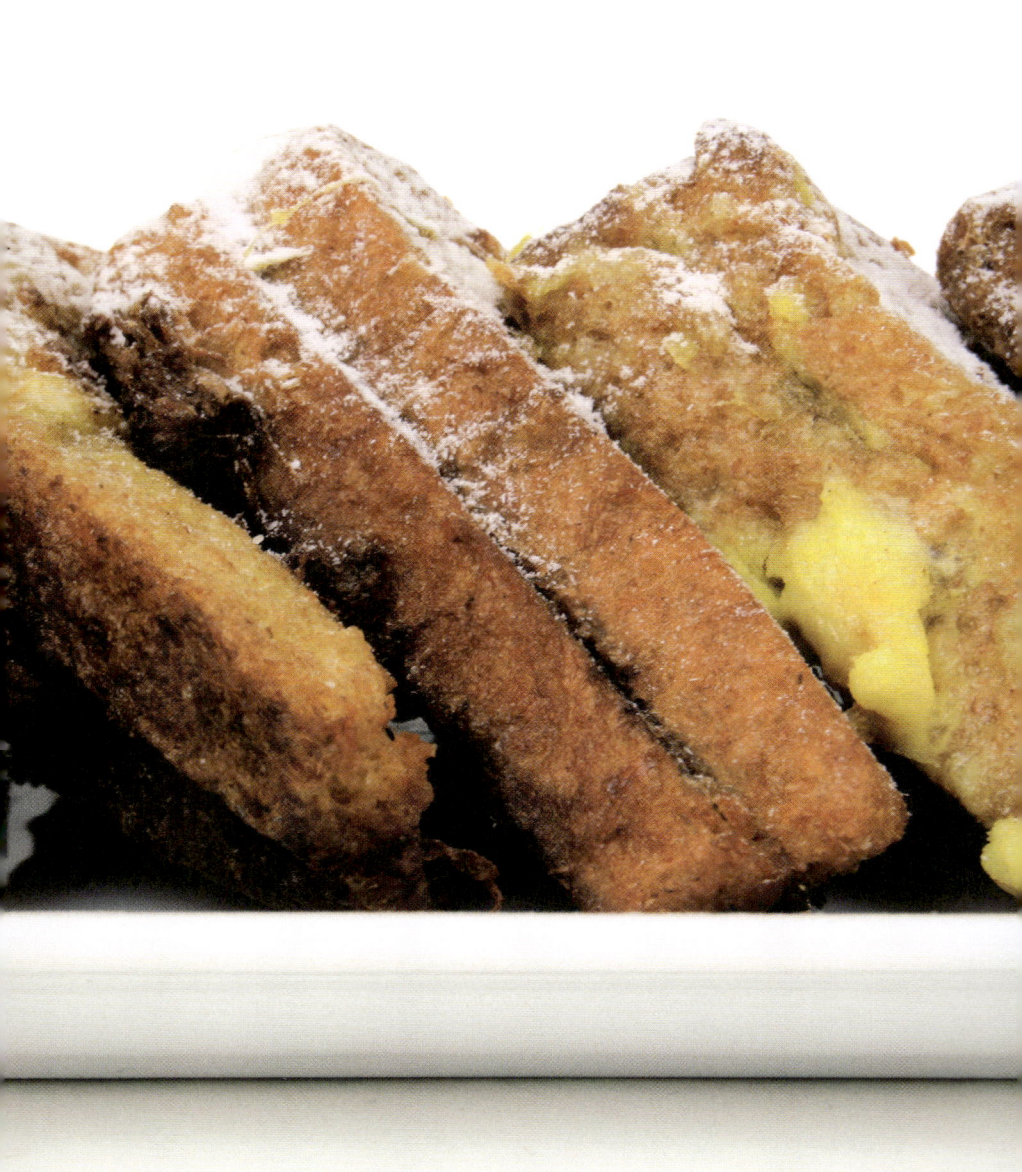

Bananenquark mit Schuss

4 EL Walnusskerne	500 g Quark
5 EL Zucker	6 EL Agavendicksaft
4 reife Bananen	2 EL Walnusslikör

Die Walnusskerne grob hacken. Den Zucker in einem kleinen Topf erhitzen, leicht braun werden lassen. Die Walnüsse untermengen und die Masse sofort zum Auskühlen auf ein Backpapier geben. Es muss alles schnell gehen, da sonst ein dicker Klumpen entsteht und die Weiterverarbeitung schwierig wird. Nach dem Auskühlen die Masse mit einem Nudelholz zerkleinern oder in grobe Stücke auseinanderbrechen und kurz in der Küchenmaschine mixen. Darauf achten, dass die Wallnuss-Zucker-Stücke nicht zu klein werden, es soll noch ein Cruncheffekt übrig bleiben.

Die Bananen schälen, in Stücke schneiden und mit dem Pürierstab zerkleinern. Alle Zutaten miteinander vermischen und 10 Minuten ziehen lassen. Abschmecken und nach Bedarf nachsüßen.

Arme-Ritter-Variationen

Grundrezept

2 Eier	8 Scheiben Toastbrot
½ l Milch	Zimt
4 EL Butter	Zucker

Die Eier aufschlagen und gut mit der Milch verquirlen. Butter in einer Pfanne erhitzen, Toastscheiben in der Milch-Ei-Mischung einlegen und dann in der heißen Butter von beiden Seiten goldbraun und knusprig braten. Zimt und Zucker vermischen und die noch heißen Toastscheiben damit bestreuen.

Mit Marmelade und Joghurt

2 Eier	8 Scheiben Toastbrot
¼ l Milch	4 EL Marmelade
200 ml Joghurt	Zimt
4 EL Butter	Zucker

Die Eier aufschlagen und gut mit der Milch und dem Joghurt verquirlen. Butter in einer Pfanne erhitzen. Toastscheiben mit Marmelade bestreichen und zu Sandwichs zusammenlegen, in der Milch-Joghurt-Ei-Mischung einlegen und in der heißen Butter von beiden Seiten goldbraun und knusprig braten. Zimt und Zucker vermischen und die noch heißen Toastscheiben damit bestreuen.

Mit Vanillegeschmack

1 Vanilleschote	4 EL Butter
2 Eier	8 Scheiben Toastbrot
¼ l Milch	Vanillezucker
200 g Quark	

Das Mark aus der Vanilleschote kratzen, die Eier aufschlagen und beides gut mit Milch und Quark verquirlen. Butter in einer Pfanne erhitzen. Toastscheiben in der Milch-Quark-Ei-Mischung einlegen und in der heißen Butter von beiden Seiten goldbraun und knusprig braten. Die noch heißen Toastscheiben mit Vanillezucker bestreuen.

Grießbrei mit Quark und Birne

2 reife Birnen	10 EL Grieß
1 l Milch	250 g Quark
6 EL Zucker	etwas frische Zitronenmelisse

Die Birnen waschen, entkernen und klein würfeln. Milch aufkochen, Zucker und Grieß unter ständigem Rühren hineinrieseln lassen und ein paar Minuten kochen. Die Birnenwürfel hineingeben und den Grießbrei ein bisschen abkühlen lassen. Nach ein paar Minuten den Quark unter den noch warmen Grießbrei mengen, mit Zitronenmelisse garnieren und servieren.

Quarkeis

200 ml Sahne	3 EL Vanillezucker
1 Vanilleschote	3 EL Zucker
500 g Quark	1 unbehandelte Zitrone

Die gut gekühlte Sahne leicht anschlagen und zur Seite stellen. Das Mark aus der Vanilleschote kratzen und den Quark mit Vanillemark, Vanillezucker, Zucker und der abgeriebenen Zitronenschale so lange rühren, bis der Zucker aufgelöst ist. Die Sahne kurz unterrühren und die Masse in eine Eismaschine geben.

Tipp: Wenn Sie keine Eismaschine zur Verfügung haben, können Sie Eis auch im Gefrierfach herstellen. Dazu die Masse immer wieder kräftig durchrühren, sodass sich keine groben Eiskristalle bilden.

Quark-Rosinen-Eis

200 ml Milch	2 EL Joghurt
3 Eigelb	Abrieb einer unbehandelten Zitrone
100 g Zucker	1 EL frisch gepresster Zitronensaft
1 EL Vanillezucker	2 EL Portwein
150 g Quark	3 EL in Portwein eingelegte Rosinen

Die Milch mit Eigelb, Zucker und Vanillezucker mischen und im Wasserbad unter Rühren auf 90 °C erhitzen und anschließend rühren, bis die Milchmischung wieder erkaltet ist. Quark, Joghurt, die abgeriebene Zitronenschale, 1 EL Zitronensaft und Portwein mit einem Schneebesen gut vermengen und in die Eiermilch einrühren. Die Masse in die Eismaschine geben und frosten. Zum Schluss die eingelegten Rosinen dem cremigen Eis hinzufügen und kurz unterrühren.

Joghurteis

400 ml Joghurt	3 EL Vanillezucker
200 ml Sahne	1 TL frisch gepresster Zitronensaft
3 EL Zucker	

Alle Zutaten gut gekühlt miteinander vermischen und die Masse in die Eismaschine geben.

Buttermilcheis

400 ml Buttermilch	4 EL Agavendicksaft
200 ml Sahne	Abrieb einer unbehandelten Zitrone

Die gut gekühlte Sahne leicht anschlagen und mit den restlichen, ebenfalls gekühlten Zutaten vermengen. Die Masse in die Eismaschine geben.

Tipp: Die Rezepte für Quark-, Joghurt- und Buttermilcheis sind Grundrezepte und können nach Belieben verfeinert und ergänzt werden. Mit Früchten, Likören oder Nüssen können Sie nach Lust und Laune variieren.

Quark-Waffeln

50 g Butter	150 g Quark
3 EL Zucker	200 g Mehl
1 EL Vanillezucker	½ Pck. Backpulver
4 Eier	

Butter, Zucker, Vanillezucker und Eier schaumig rühren, Quark untermischen. Mehl und Backpulver miteinander mischen und unter Rühren in die Quarkmasse sieben. Das Waffeleisen einfetten und den Teig portionsweise hineingeben und goldbraun ausbacken.

Käsekuchen
Für den Teig:

2 Eier	1 EL Backpulver
80 g Zucker	80 g Butter
1 EL Vanillezucker	1 Prise Salz
200 g Mehl	Fett und Paniermehl für die Form

Für die Füllung:

5 Eier	180 g Zucker
125 g Butter	1 EL Vanillezucker
750 Quark	1 TL frisch gepresster Zitronensaft

Für den Teig Mehl und Backpulver in eine Schüssel sieben, die zimmerwarme Butter hineinflocken, alle anderen Zutaten dazugeben und schnell zu einem festen Teig zusammenkneten. Eine Teigkugel formen, in Klarsichtfolie wickeln und für mindestens 1 Stunde in den Kühlschrank legen.

Für die Füllung währenddessen die Eier trennen, das Eiweiß steif schlagen und zur Seite stellen. Butter und Eigelb schaumig rühren, Quark, Zucker, Vanillezucker und Zitronensaft zu dem Buttereischaum geben und alles gut verrühren. Am Schluss das Eiweiß unterheben.

Eine Springform fetten und mit Paniermehl bestreuen.

Den gut gekühlten Teig auswellen und die Form damit auslegen. Die Quarkmasse hineingeben und den Kuchen bei 200 °C ca. 45 Minuten backen.

Tipp: Wenn Gebäck zu dunkel wird, aber noch Backzeit benötigt, kann man es mit einer Alufolie abdecken.

Käse-Walnuss-Muffins

200 g Mehl
2 TL Backpulver
80 g Butter
150 g Quark
100 ml Milch
3 EL Zucker
1 TL Vanillezucker

1 Prise Salz
1 Ei
4 EL grob gehackte Walnusskerne
Einige halbe Walnusskerne
für die Verzierung
Fett für die Muffinform

Das Mehl mit dem Backpulver mischen und in eine Schüssel sieben. Die zimmerwarme Butter daraufflocken. Alle anderen Zutaten dazugeben und alles schnell zu einem geschmeidigen Teig verrühren. Den Teig in die gefetteten Muffinförmchen geben, jedes Muffin mit einem halben Walnusskern verzieren und etwa 10 Minuten bei 180 °C backen.

Tipp: Wer sich das Fetten und Säubern des Muffinblechs sparen möchte, kann auch Muffin-Backpapier-Förmchen verwenden.

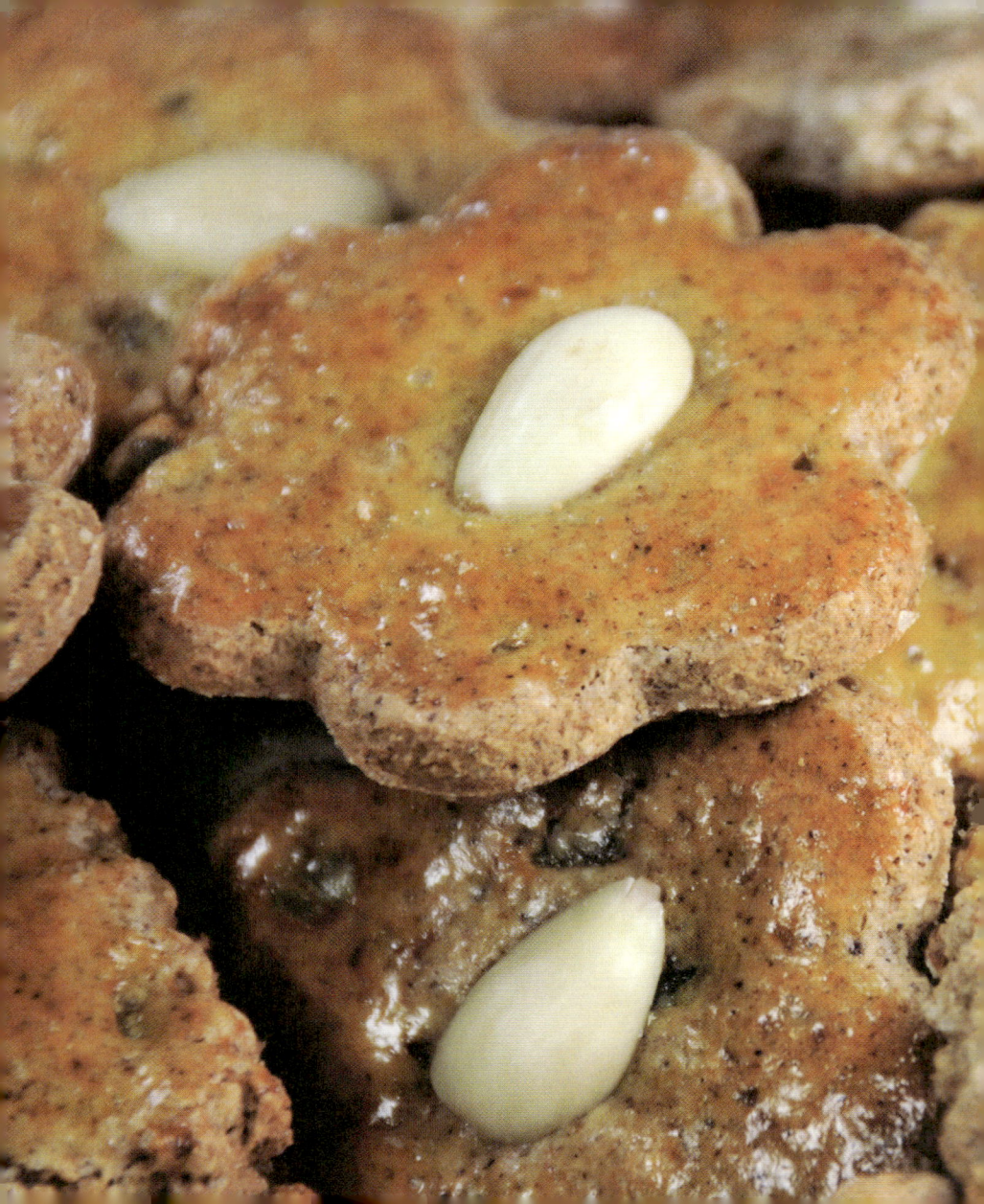

Mandel-Quark-Kekse

500 g Mehl	250 g Quark
½ TL Backpulver	2 EL Zucker
1 Vanilleschote	200 g Hagelzucker
350 g Butter	½ Mandeln zur Verzierung
1 Prise Salz	

Das Mehl mit dem Backpulver mischen und in eine Schüssel sieben. Vanilleschote auskratzen und das Mark zum Mehl geben. Die Butter hineinflocken, Salz, Quark und die 2 EL Zucker hinzugeben und alles rasch zu einem festen Teig verarbeiten. Eine Kugel formen, in Klarsicht-folie wickeln und eine Stunde im Kühlschrank ruhen lassen. Den gut durchgekühlten Teig einen halben Zentimeter dick ausrollen und belie-bige Formen ausstechen. Die Plätzchen im Hagelzucker wälzen, Mandelhälften drauflegen und auf ein gefettetes oder mit Backpapier ausgelegtes Backblech legen. Bei 200 °C etwa 15 bis 20 Minuten backen, bis die Quarkplätzchen goldbraun sind.

Quarkpastete

4 Eier	1 EL Mehl
80 g Butter	1 Prise Salz
80 g Zucker	1 unbehandelte Zitrone
2 Scheiben Toastbrot	Butter und Mehl für die
etwas Milch zum Broteinweichen	Pastetenform
250 g Quark	Puderzucker zum Bestreuen
50 ml Sauerrahm	

Die Eier trennen. Eiweiß zu Schnee schlagen und zur Seite stellen. Butter mit Eigelb und Zucker schaumig rühren. Toast in warmer Milch einweichen, ausdrücken und zerkleinern. Quark, Toastbrot, Sauerrahm, Mehl, Salz und die abgeriebene Zitronenschale unter die Buttermasse rühren. Den Eischnee vorsichtig unterheben. Eine Pastetenform einfetten und mit dem Mehl ausstäuben. Die Teigmasse hineinfüllen und bei 150 °C etwa 90 Minuten backen. Pastete stürzen, dicke Scheiben schneiden und vor dem Servieren Puderzucker darüberstäuben.

Blätterteigstrudel mit Quark und Obst

100 g Butter	Obst nach der Saison,
100 g Zucker	z. B. 2 reife Pfirsiche oder
2 EL Vanillezucker	250 g frische Erdbeeren oder
1 Ei	2 Bananen
250 g Quark	1 Pck. Blätterteig

Butter, Zucker, Vanillezucker und Ei schaumig rühren. Den Quark untermengen. Das Obst waschen, putzen, je nach Sorte entsteinen und in Scheiben schneiden. Den Blätterteig ausrollen, die Hälfte der Quarkmasse darauf verteilen, dann das Obst und obendrauf den restlichen Quark. Nun den Teig zu einem Strudel rollen und die Ränder gut andrücken. Bei 180 °C etwa 35 Minuten backen.

Milchprodukte selber herstellen

Quarkherstellung

Um eigenen Quark herzustellen, benötigen Sie Milch, eine homophile Bakterienkultur und Lab. Diese Zutaten bekommen Sie im gut sortierten Einzelhandel, vorzugsweise im Bioladen.

Weiter brauchen Sie eine Quarkmaschine, die über 16 Stunden hinweg konstant eine Temperatur von 28 bis 30 °C garantiert.

Handelsübliche Joghurtbereiter können nicht für die Quarkzubereitung eingesetzt werden, da die Temperatur zu hoch ist.

Alternativ kann man versuchen, den angesetzten Quark auf der Heizung warm zu halten, aber dabei kann es doch zu erheblichen Temperaturschwankungen kommen, das Ergebnis bleibt ungewiss.

Grundrezept – einfacher Magerquark
1 Msp. homophile Quark-Bakterienkultur
1 l H-Milch
½ Labtablette oder 15 Tropfen Flüssiglab

Geben Sie die mit den Bakterien versetzte Milch für 4 Stunden in die Quarkmaschine. Dann die ½ Labtablette in einem Löffel Wasser auflösen und in die inzwischen angesäuerte Milch rühren. Die Masse weitere 10 bis 12 Stunden in der Quarkmaschine fermentieren lassen. Die Dauer der Fermentation ist von den Kulturen abhängig. Beachten Sie die Angaben auf der Verpackung.

Wenn Ihnen dieser Zwischenschritt zu kompliziert ist, können Sie auch Bakterien und Lab gleichzeitig zur Milch geben. Dabei kann es zu einer geringeren Eiweißausbeute kommen, aber das ist im Hobbybereich unerheblich.

Nach Abschluss der Fermentierung geben Sie den Quark in ein mit einem Geschirrtuch ausgelegtes Sieb und lassen die Molke abtropfen. Je früher Sie das Abtropfen beenden, desto feuchter und cremiger wird der Quark.

Joghurtherstellung

Um eigenen Joghurt herzustellen, benötigen Sie Milch und eine thermophile Bakterienkultur. Diese Zutaten bekommen Sie im gut sortierten Einzelhandel, vorzugsweise im Bioladen.
Weiter brauchen Sie eine Joghurtmaschine, die über 10 bis 14 Stunden hinweg konstant eine Temperatur von 38 bis 40 °C garantiert.
Handelsübliche Quarkbereiter können nicht für die Joghurtzubereitung eingesetzt werden, da die Temperatur zu niedrig ist.

Grundrezept – einfacher Joghurt

1 l H-Milch
1 Msp. thermophile Joghurt-Bakterienkultur

Erwärmen Sie die Milch auf 36 bis 40 °C. Verwenden Sie ein Küchenthermometer zur Kontrolle. Nun geben Sie der temperierten Milch die Bakterien hinzu und verrühren alles gut. Stellen Sie die Joghurtmaschine ein und freuen Sie sich auf Ihren selbst zubereiteten Joghurt in etwa 8 bis 14 Stunden. Die Dauer der Fermentation ist von den Kulturen abhängig. Beachten Sie die Angaben auf der Verpackung.

Tipp: Verfeinern Sie Ihren selbst gemachten Quark und den selbst gemachten Joghurt mit Früchten als leckere Zwischenmahlzeit oder herzhaft mit frischen Kräutern, Knoblauch, Senf und Gewürzen als Dip.

Die Autorin

Susanne Oswald, Jahrgang 1964, ist Autorin und Heilpraktikerin und betreibt gemeinsam mit ihrem Mann eine Senfmanufaktur, die Senferia. Sie schreibt Bücher zu Gesundheitsthemen, aber auch Kinderbücher, Jugendbücher und Frauenromane. Ihr Buch »Senf – das geheime Heilmittel der Natur« ist bereits in der Herbig-Hausapotheke erschienen.

Die Autorin, eine leidenschaftliche Hobbyköchin, lebt zusammen mit ihrem Mann und Sohn im Schwarzwald.

www.susanneoswald.de

Bildnachweis

S. 24 © Pierre Bourrier/Photo Alto

S. 89 © MEV Verlag

S. 96 © Jakob Berding

Alle folgenden Fotos von www.fotolia.com:

S. 2 © Nessi, Fotolia, S. 15 © photocrew, S. 32 © racamani, S. 43 © Anja Roesnick, S. 52 © Olaf Rehmert, S. 62 © Artur & 379; ebrowski, S. 71 © Paylesimages, S. 80 © Alexander Rochau, S. 105 © fotofuerst, S. 113 © Carmen Steiner, S. 120 © sarsmis, S. 129 © Andre Bonn, S. 136 © photocrew, S. 145 © HL Photo, S. 152 © emmi, S. 160 © Ideenkoch, S. 168 © GAP artwork

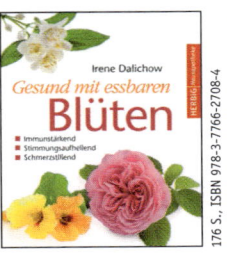
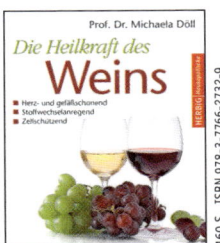
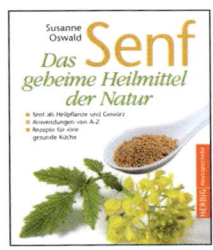
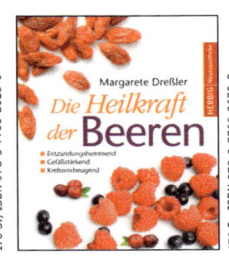
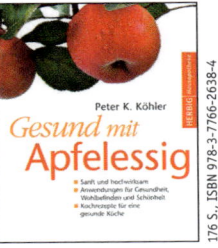
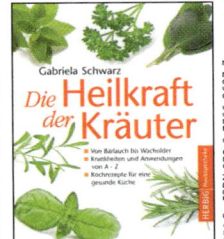
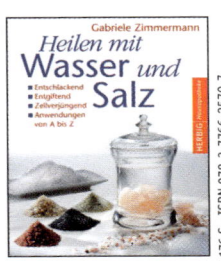
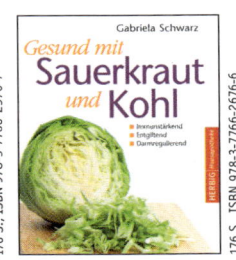
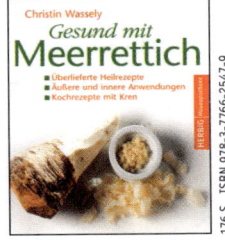
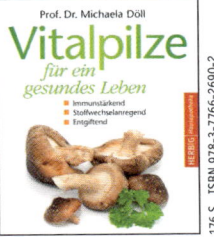
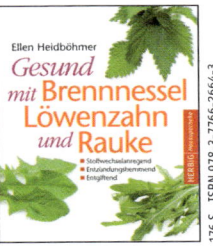

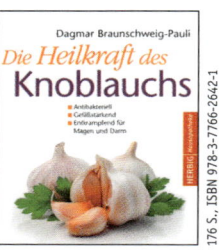
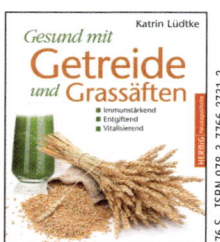
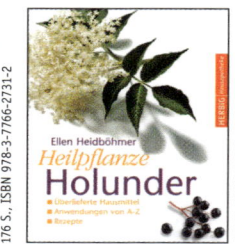
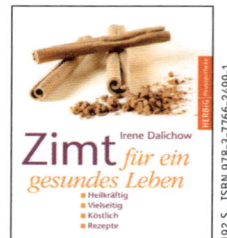
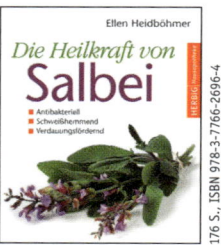
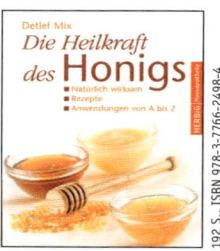
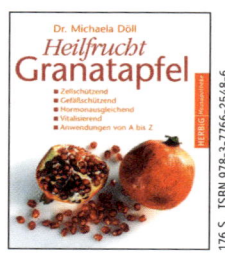
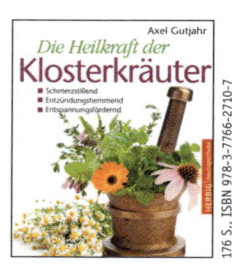
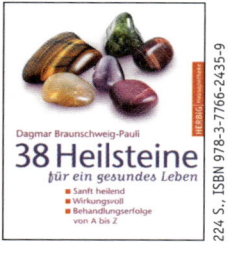
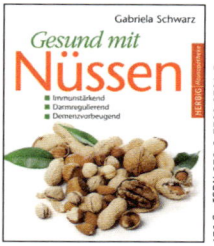
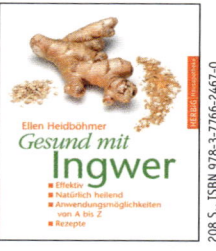
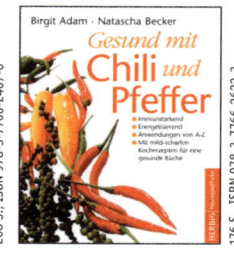